Felix M. Berndt
mit Kira Brück
Doc Felix – Feel good

FELIX M. BERNDT
MIT **KIRA BRÜCK**

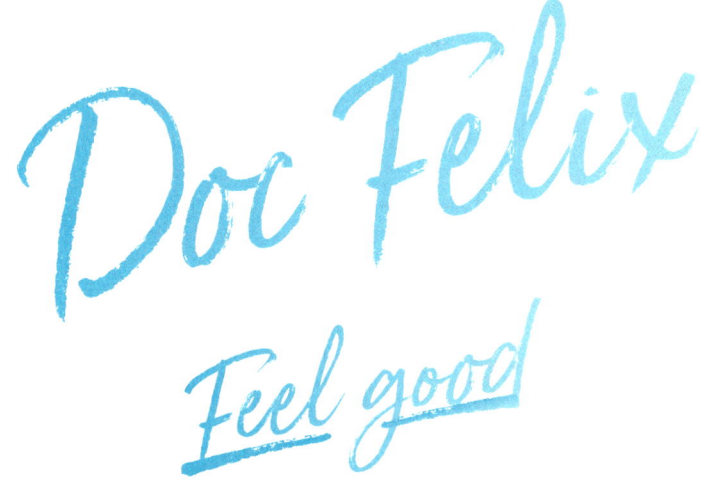

Gesund, entspannt und glücklich – ich zeig dir, wie es geht

Mit Illustrationen von Lorena Addotto

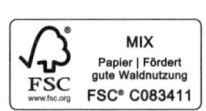

Originalausgabe 2023
© 2023 dtv Verlagsgesellschaft mbH & Co. KG, München
Das Werk ist urheberrechtlich geschützt. Jede Verwertung ist nur mit Zustimmung
des Verlags zulässig. Das gilt insbesondere für Vervielfältigungen, Übersetzungen und
die Einspeicherung und Verarbeitung in elektronischen Systemen.
Umschlaggestaltung: dtv unter Verwendung eines Fotos von Johannes Krahforst
Illustrationen: Lorena Addotto
Layout und Satz: www.zweiband.de
Gesetzt aus der Classica Pro und Brandon Grotesque
Druck und Bindung: CPI books GmbH, Leck
Printed in Germany · ISBN 978-3-423-26360-3

INHALT

VORWORT: WANNA FEEL GOOD? 9

LASS DICH NICHT STRESSEN 13
Was genau ist eigentlich Stress? 14
Wie wirkt dauerhafter Stress sich aus? 18
Okay, das ist also Stress – und was jetzt? 22
Wie verhindere ich, dass Stress überhaupt erst entsteht? 24
Warum wir uns manchmal sogar stressen wollen 29
Was ich selbst gegen Stress tue 32
SPRECHSTUNDE 36

SCHLAF DICH GESUND 37
Was ist Schlaf überhaupt? 39
Wie kann ich meinen Schlaf verbessern? 41
SPRECHSTUNDE 53

ISS DICH GLÜCKLICH 55
Meine Feel-good-Ernährungsregeln 56
Wie ich mich ernähre 73
SPRECHSTUNDE 79

KOMM IN BEWEGUNG 81
Meine Feel-good-Sport-Hacks 83
Der Einfluss von Sport auf deine Gesundheit 88
SPRECHSTUNDE 97

LOVE YOUR BODY — 99
Evolutionäre und modische Schönheitsmerkmale — 100
Body Positivity — 105
Sorg für mehr Body Love — 109
SPRECHSTUNDE — 112

TRAINIER DEINE ABWEHRKRÄFTE — 115
… durch Schwitzen — 118
… durch Sport — 125
… durch eine gesunde Psyche — 126
… durch Ernährung — 130
… durch Schlaf — 138
SPRECHSTUNDE — 140

LERN DICH FIT — 143
Die Vorteile lebenslangen Lernens — 144
Von Kindern lernen — 149
SPRECHSTUNDE — 153

HOL DIR DEINE ENERGIE — 155
… durch Sonnenlicht — 156
… durch Musik — 160
… durch Mitmenschen — 160
… durch Lebensmittel — 162
… durch Trinken — 167
Kinder, die Energie-Experten — 171
… durch den Flow-Zustand — 174
SPRECHSTUNDE — 177

GLÜCKLICH DENKEN, GLÜCKLICH LEBEN ... 179
Was macht glückliche Menschen aus? ... 180
Dopamin und Serotonin, die Glückshormone ... 183
Macht Geld glücklich? ... 187
Glück durch Dankbarkeit ... 188
SPRECHSTUNDE ... 193

DER FEEL-GOOD-GUIDE: ZWÖLF PUNKTE FÜR EIN GUTES LEBEN ... 195

GESUNDHEITSFÖRDERNDE VERHALTENSWEISEN ... 203
... für deinen Körper ... 203
... für deine Ernährung ... 204
... für deine Psyche ... 204
... für dein Gehirn ... 205

QUELLEN ... 207

DANK ... 217

VORWORT: WANNA FEEL GOOD?

Hey, liebe Leserin und lieber Leser,

ich freue mich wie verrückt, dass du dir mein Buch besorgt hast und wir gleich gemeinsam auf eine Reise gehen werden. Auf eine Reise, auf der du mehr darüber erfahren wirst, wie dein Körper funktioniert – und wie großartig es sein kann, gesund zu leben.

Aber erst einmal ein großes Dankeschön an dich. Dadurch, dass du mein Buch in den Händen hältst, schenkst du mir und meiner Kompetenz Vertrauen. Das weiß ich sehr zu schätzen.

Du fragst dich vielleicht, warum ich dieses Buch geschrieben habe. Die Erklärung ist ziemlich simpel: Ich wünsche mir, dass wir alle viel weniger Zeit im Wartezimmer beim Arzt verbringen müssen. Ich fände es am schönsten, wenn wir uns höchstens noch für Vorsorgeuntersuchungen und Impfungen bei Ärzten blicken lassen müssten. Das würde im Übrigen auch unser Gesundheitssystem sehr entlasten. Ich weiß natürlich, dieses Ideal werden wir nie ganz erreichen, dafür gibt es zu viele Krankheiten, auf die wir keinen Einfluss haben. Aber wir können ihm so nahekommen, wie es geht, wenn wir unseren Körper und unsere Psyche im Rahmen unserer Möglichkeiten so gut behandeln, dass sie gar nicht erst krank werden. Und zwar JETZT und nicht erst in ein paar Jahrzehnten.

Viele Menschen denken immer, sie müssten heute auf etwas verzichten, damit sie es später gut haben: Genauso wie sie heute Abgaben für die

Rente zahlen, die sie dann später genießen wollen, ernten sie die Früchte von Sport und gesunder Ernährung erst im hohen Alter. Ich sehe das anders: Das Leben ist unmittelbar besser, wenn du dich gesund ernährst und Sport treibst! Das Essen wird dir noch heute besser schmecken, wenn du jetzt damit beginnst, dich gesund zu ernähren. Mir geht es um die Gegenwart. Um ein besseres Leben, jetzt gleich. Ich möchte, dass es dir HEUTE gut geht.

Der Grund dafür, warum ich nicht als Arzt im Krankenhaus oder in einer Praxis arbeite, ist nicht etwa das fehlende Interesse an der Heilung oder an den Patienten. Vielmehr möchte ich mit meiner Arbeit einen proaktiven statt reaktiven Beitrag leisten. Diesem Wunsch kann ich mit der Vermittlung medizinischer Inhalte in den sozialen Medien besonders wirksam nachkommen. Ich möchte dort so viele Menschen wie möglich erreichen und dazu motivieren, gesund zu leben – und dadurch glücklicher zu werden. Das geht meiner Meinung nach nur über einen bewussten und gesunden Lifestyle. Das Beste ist: Es ist überhaupt nicht kompliziert oder langweilig, ein gesundes Leben zu führen. Ganz im Gegenteil. Es macht verdammt viel Spaß.

Dass du diese Zeilen liest, zeigt mir, dass du dich für deinen Körper interessierst. Du kannst mir glauben: Nichts könnte mich glücklicher machen als das! Ich bin nämlich fest davon überzeugt, dass es uns leichter fällt, gesünder und glücklicher zu leben, wenn wir verstehen, wie unser Körper und unsere Psyche ticken. In diesem Buch findest du die passenden Tipps und Tricks dafür. Obendrein wirst du mit hoher Wahrscheinlichkeit so auch länger leben.

Gehen wir also zusammen auf eine Reise durch deinen Körper. Ich versuche, ein guter Tourguide zu sein und zu erklären, was in dir vor sich geht, wenn du beispielsweise

- isst,
- schläfst,
- Sport treibst,
- Stress hast,
- mit jemandem schläfst
- oder energielos bist.

Was bringt dir dieses Wissen? Ganz schön viel. Denn du hast dir bestimmt auch schon mal Fragen gestellt wie:
- Weshalb bin ich nach dem Mittagessen immer müde?
- Warum fühle ich mich glücklich nach einer Umarmung?
- Wieso spannen sich meine Muskeln an, wenn ich mich gestresst fühle?

Mit der Lektüre meines Buches wirst du ein völlig neues Gefühl für deinen Körper entwickeln und wissen, wieso er in manchen Situationen so reagiert, wie er reagiert. Dieses Wissen wird es dir leichter machen, Verständnis für dich und deinen Körper aufzubringen. Und es wird dir eine ganz neue Liebe zu dir selbst ermöglichen.

Gleichzeitig will ich dir dabei helfen herauszufinden, wie dein Körper am liebsten von dir behandelt werden möchte, damit er bestmöglich funktionieren und gesund bleiben kann. Er ist nämlich nicht weniger als ein atemberaubendes Wunderwerk, das dich Sekunde für Sekunde am Leben hält.

Dabei werde ich auch immer wieder etwas von meiner ganz persönlichen Reise zum gesunden Leben erzählen. Das musste ich mir nämlich auch erst erarbeiten. Als Kind habe ich Sport zum Beispiel gehasst, und später im Studium war ich immer total gestresst. Ich werde dir auch verraten, was ich an dieser Episode meines Lebens am meisten bereue.

Kapitel für Kapitel werden wir uns anschauen, wie du mehr Gesundheit in deinen Alltag integrieren kannst. Auf den letzten Seiten habe ich dir dann zum Abschluss eine Liste zusammengestellt, auf der eine Vielzahl von gesundheitsfördernden Verhaltensweisen aufgeführt sind. Wenn du einen Guide für ein gesundes Leben brauchst, gibt dir diese Liste ein paar Ideen, womit du anfangen kannst.

So, los geht's. Ab heute heißt es nur noch FEEL GOOD!
Genieß dein Leben, liebe deinen Körper und pass auf dich auf.
Denn gesund ist dein Leben viel geiler.

Dein

Felix

LASS DICH NICHT STRESSEN

Mein Medizinstudium war für mich der größte Stress meines Lebens. Jede einzelne Prüfung, immer wieder. Ich dachte, wenn ich die nicht gleich beim ersten Mal bestehe, bin ich am Ende. Dabei hätte ich jeweils drei Versuche gehabt – aber ich habe mich eben sehr unter Druck gesetzt und mir damit das Leben selbst schwer gemacht. Im Nachhinein finde ich das richtig schlimm.

Jetzt kannst du mich zu Recht fragen, warum ich mir den ganzen Stress überhaupt angetan habe. Warum habe ich mich nicht für einen einfacheren Bildungsweg entschieden? Ein Studium in Sport- und Ernährungswissenschaften oder eine Ausbildung in diesem Bereich hätten mein Interesse sicherlich in großen Teilen abgedeckt. Aber mich hat eben auch der medizinische Hintergrund sehr gereizt, und um ganz ehrlich zu sein: Ich wollte mich selbst herausfordern, mir eine besonders schwere Aufgabe stellen. Ich wollte mir und den Menschen in meiner Umgebung einfach beweisen, dass ich es kann, auch wenn sie nicht an mich geglaubt haben. Sprüche wie »Du schaffst das eh nicht!« haben mich nur noch mehr angespornt. (Mein Appell an dich: Lass dir so etwas niemals von anderen Leuten einreden!)

Warum war mir das so wichtig? Heute weiß ich, dass mein Selbstwert ganz stark an meine Leistung geknüpft war. Ich erhoffte mir, dass meine Mitmenschen mit Anerkennung, Stolz und Respekt auf meinen Fleiß reagieren und mir damit zeigen würden, wie wertvoll ich bin. Je höher die

Hürde, je größer die Anstrengung, desto mehr Anerkennung und Wertschätzung. Kommt dir das bekannt vor?

Rückblickend betrachtet verstehe ich meine Entscheidungen von damals besser, und auch, wie ich zu dem wurde, der ich heute bin. Ich hatte damals einfach einen sehr hohen Anspruch an mich selbst – genau genommen habe ich den auch immer noch. Doch ich versuche, meine Ambitionen heute nicht in den destruktiven Stress ausarten zu lassen, den ich in meinem Studium verspürt habe. An meinen Erfahrungen, die ich auf diesem Weg gesammelt habe, möchte ich dich gern teilhaben lassen, damit du davon profitieren kannst.

Dabei sollst du wissen: Ich verteufle den Stress gar nicht per se. Für einige kurze Momente kann er sogar wirklich sinnvoll sein, weil wir durch ihn wacher und konzentrierter sind, pünktlicher zu Terminen erscheinen, mehr Leistung abrufen können. Aber wenn die Erholungspausen über einen langen Zeitraum fehlen, dann kann uns der Stress krank machen. Ich verspreche dir, dass du nach diesem Kapitel nicht nur verstehst, was Stress mit dir macht – sondern auch, was du dagegen tun kannst.

WAS GENAU IST EIGENTLICH STRESS?

Fangen wir an. Wie entsteht Stress überhaupt in unserem Körper?

Das ist eigentlich ziemlich simpel: Stress macht sich immer dann breit, wenn du das Gefühl hast, etwas nicht zu schaffen, also einer Aufgabe nicht gewachsen zu sein. Diese Überforderungen kann man auch als Reize bezeichnen, die dich aus dem inneren Gleichgewicht bringen und von dir fordern, dich anzupassen. Dann spürst du: Meine Fähigkeit, diese neuen Einflüsse zu bewältigen, könnte an ihre Grenzen kommen. Diese Reize nennt man auch Stressoren.

Solche Stressoren können physikalische Faktoren wie Kälte, Hitze und Lärm sein. Sie können aber auch körperliche Ursachen haben wie Schmerzen, Krankheit, Hunger, Durst, Infektionen, Schlafentzug und Abhängigkeit. Psychosoziale Faktoren wie Einsamkeit, Konkurrenz, Rollenkonflikte,

Über- oder Unterforderung, zwischenmenschliche Konflikte und Verluste können ebenfalls dazugezählt werden. Dann gibt es natürlich noch Alltägliches wie Zeitdruck bei der Arbeit, finanzielle Sorgen und familiäre Verpflichtungen (kennt jeder! Meine Regel: Eine Familienfeier darf nicht länger als eine Mahlzeit andauern, sonst stresst sie mich zu sehr).

Schauen wir uns diesen Prozess genauer an: Das Stressmodell des US-amerikanischen Psychologen Richard Lazarus (1922–2002) veranschaulicht es sehr gut: Lazarus' Theorie nach entsteht Stress durch ein Missverhältnis von äußeren Anforderungen und unseren eigenen Ressourcen. Was bedeutet das?

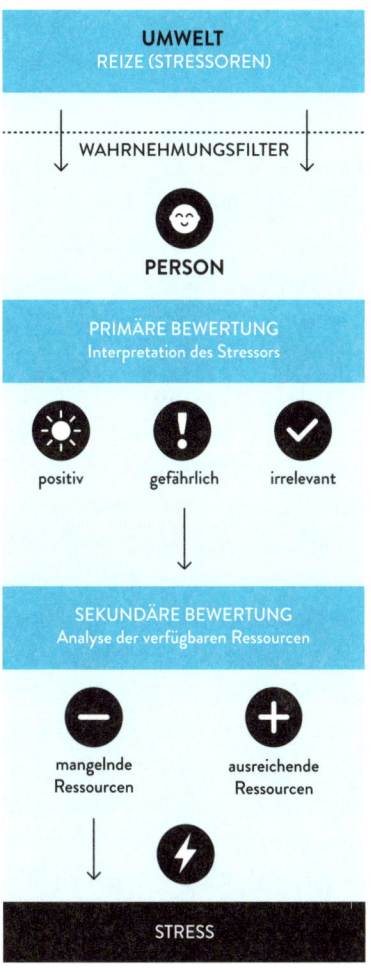

Wenn ein potenzielles Stressereignis passiert, dann ist das grundsätzlich erst einmal neutral. Punkt. Unser Gehirn ordnet jetzt blitzschnell ein, um was für eine Situation es sich handelt. Erst mit unserer Bewertung entscheiden wir dann, was dieser Stressor konkret für uns bedeutet: Ist er überhaupt relevant für uns, ist er gefährlich, oder ist er vielleicht sogar positiv? Das ist die *primäre* Bewertung. Wird der Stressor als gefährlich und/oder relevant eingestuft, stellt sich in der anschließenden *sekundären* Bewertung die Frage nach den verfügbaren Ressourcen: Habe ich genug davon, um mit dem Stressor umzugehen? Wenn nicht, ist das Ergebnis – du ahnst es – Stress.

Als Beispiel können wir uns hier noch mal meine Prüfungen aus dem Studium angucken, die mein Gehirn als extrem gefährlich eingestuft hat. Denn wenn ich dreimal durchgefallen wäre, hätte ich in Deutschland nie wieder Medizin studieren dürfen. Und natürlich bin ich davon ausgegangen, jedes Mal durchzufallen. Gleichzeitig waren die Prüfungen aber für mich sehr relevant, schließlich wollte ich ja Arzt werden. Und anscheinend haben meine Ressourcen damals nicht ausgereicht, um mit diesem Stressor umzugehen. Letztendlich musste ich zwar keine einzige Prüfung wiederholen (mit einer kleinen Ausnahme), aber trotzdem war das Studium aufgrund solcher Gedankengänge der pure Stress.

Stress entsteht also erst einmal in unserer Psyche. Aber wir merken ihn auch ganz konkret im Körper. Und das hat auch seinen Sinn und Zweck: Früher bekamen Menschen Stress, weil der Säbelzahntiger vor ihnen stand. Blitzschnell mussten sie eine Entscheidung treffen: *fight or flight?* Also Kampf oder Flucht. In einem solchen Moment schießt die Adrenalinproduktion unseres Körpers nach oben: Wir sind von jetzt auf gleich hellwach und reaktionsschnell. Die Muskeln werden stärker durchblutet, das Herz klopft schneller.

Für diese Reaktion ist unser Gehirn verantwortlich, in dem auf verschiedenen Ebenen (neuronal, endokrin und vegetativ) eine ganze Menge passiert. Es entsteht ein komplexes Zusammenspiel verschiedener aktiver Bereiche, in die ich dir einen kurzen Einblick gewähren möchte. Eine Rolle spielt etwa unser Neokortex. Der ist nämlich für das bewusste Wahrnehmen und unsere kognitiven Prozesse wichtig. Hier meldet sich dann auch der präfrontale Kortex, zum Beispiel bei Antizipationen: Gehe ich schon vorher davon aus, dass ich die Klausur schaffen kann, oder nicht? Dann gibt es noch unser limbisches System mit dem Thalamus (der sensorische Reize verarbeitet), der Amygdala (sie ist für die Entstehung von Emotionen wichtig, also auch von Angst oder Wut) und dem Hypothalamus (er regelt unsere autonomen Funktionen). Außerdem haben wir noch den blauen Kern (Locus coeruleus), der im Hirnstamm sitzt. Hier produzieren die Nervenzellen bei Stress den Neurotransmitter Noradrenalin, der dann unseren Sympathikus beeinflusst – und dieser ist wiederum bei der Betrachtung von Stress besonders wichtig.

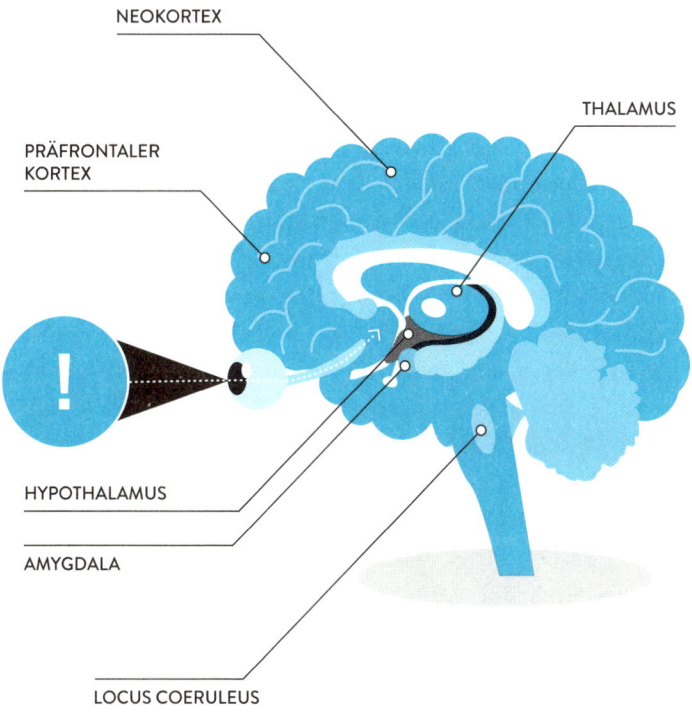

Wir haben unterschiedliche Nervensysteme – schauen wir nun einmal etwas genauer auf das autonome Nervensystem und innerhalb dessen auf den Sympathikus. Er steuert wichtige Funktionen unseres Körpers, ohne dass wir Einfluss darauf haben. Das passiert in besonderem Maße, wenn wir gestresst sind: Denn bei gefühlter oder tatsächlicher Belastung signalisiert er der Nebenniere, dass Katecholamine ausgeschüttet werden sollen. Diese kennst du wahrscheinlich eher unter den Begriffen Adrenalin, Dopamin und Noradrenalin. Adrenalin und Noradrenalin werden ausgeschüttet, wenn wir uns in einer der erwähnten *Fight-or-flight*-Situationen befinden, wenn man also unmittelbar Energie braucht.

Evolutionär ergibt es auch absolut Sinn, schnell für einen Moment ganz viel Aufmerksamkeit, Kraft und Energie zu bekommen. Ist die Situation dann überstanden, sinkt der Adrenalinspiegel im Blut, und wir können wieder entspannen. Puh! Jetzt ist es aber so, dass wir inzwischen nicht mehr mit dem Säbelzahntiger kämpfen, sondern mit etwas – so fühlt es sich zumindest an – fast genauso Gefährlichem: der PowerPoint-Präsentation (oder eben einer Prüfung).

Ich bin selbst überrascht, dass mein Körper damals im Medizinstudium exakt so reagiert hat wie die Körper unserer Vorfahren vor Jahrtausenden, deren Leben tatsächlich bedroht war, wenn ein wildes Tier angriff oder ein gefährliches Naturereignis eintrat. Und ich mache ja nur Kreuze auf ein Blatt Papier. Aber so ist das eben in uns verankert: Körperlich gesehen ist Stress immer Stress, selbst wenn die Gefahr objektiv nicht lebensbedrohlich ist. In uns spielt sich zuverlässig das gleiche Muster ab – da sind wir noch ganz Steinzeitmensch.

Wenn wir uns das Szenario mit dem Säbelzahntiger vergegenwärtigen, dann wird aber auch klar, dass Stress grundsätzlich etwas Gutes ist, für das wir unserem Körper dankbar sein können. Er möchte schließlich, dass wir überleben. Schwierig wird es nur, wenn der Stress in unserem Alltag überhandnimmt, wenn wir gar nicht mehr zur Ruhe kommen. Diesem Zustand und seinen gesundheitlichen Folgen möchte ich nun mehr Aufmerksamkeit widmen, weil er uns alle heutzutage in erhöhtem Maße betrifft.

WIE WIRKT DAUERHAFTER STRESS SICH AUS?

Dass dauerhafter Stress krank macht, ist ja bekannt. Nicht umsonst gibt es die sogenannten Managerkrankheiten wie den Herzinfarkt und Bluthochdruck. Die bekommen – Überraschung! – Menschen, die zu viel arbeiten, zu wenige Pausen einlegen, sich zu wenig bewegen, zu wenig schlafen und zu ungesund essen. Heute leiden aber nicht nur Manager und Führungskräfte an diesen Krankheiten, sondern die breite Bevölkerung, da der Stress für alle kontinuierlich zunimmt. Laut einer Studie einer deutschen Krankenkasse fühlen sich 64 Prozent der Befragten mindestens manchmal gestresst, 26 Prozent sogar häufig.[1] Die aktuellen Zahlen der Krankenkassen zeigen zudem auch, dass die Krankschreibungen und die Anzahl der Krankheitstage aufgrund von Burnout-Diagnosen in die Höhe schnellen.[2] Im Folgenden zeige ich dir beispielhaft, welche Krankheitsbilder sehr häufig durch chronischen Stress ausgelöst werden können.

Auch wenn er in einer Säbelzahntiger-Situation total sinnvoll ist, belastet ein erhöhter Herzschlag auf Dauer nicht nur das Herz als solches, sondern er überfordert auch die Blutgefäße, sodass Herz-Kreislauf-Erkrankungen entstehen können.

Außerdem steigt die Gerinnung des Blutes, wenn dein Körper im Stressmodus ist. Auch das war für unsere Steinzeit-Vorfahren hilfreich: Wenn der Säbelzahntiger ihnen eine Fleischwunde verpasst hatte, konnte diese durch die erhöhte Gerinnung schneller heilen, und die Gefahr zu verbluten war geringer. Wenn diese Gerinnung aber innerhalb der Gefäße stattfindet, verstopfen diese, was zu Schlaganfällen oder Herzinfarkten führen kann.

Und noch etwas passiert in Stresssituationen in unserem Blut: Es wird vermehrt Blutzucker ausgeschüttet, um die entsprechenden Organe und die Muskulatur mit Energie zu versorgen. Das erklärt auch, warum eine Krankheit wie Diabetes mit Stress assoziiert wird.[3] Ob Stress sogar dazu beitragen kann, an Diabetes Typ 2 zu erkranken, nehmen mittlerweile einige Studien in den Blick. Eine davon hat beispielsweise 5337 Berufstätige im Durchschnitt knapp 13 Jahre beobachtet und festgestellt, dass die Probanden mit einer hohen beruflichen Belastung ein um 45 Prozent höheres Risiko hatten, an Diabetes zu erkranken, als diejenigen, die beruflich weniger gestresst waren.[4]

Stress hat aber nicht nur Einfluss auf unser Blut, sondern auch auf unseren Muskeltonus. Wir Menschen haben willkürliche Muskulatur wie etwa in unseren Armen und Beinen. Und wir haben unwillkürliche Muskulatur wie in den Gefäßen. Die willkürliche Muskulatur können wir direkt kontrollieren, die andere nicht beziehungsweise nur indirekt.

Ich gebe dir hier zwei Beispiele, die du mit Sicherheit schon erlebt hast!
Lass uns dazu ein kleines Experiment wagen:

> Denk jetzt mal an deinen Expartner oder deine Expartnerin.
> Oder denk einfach an irgendetwas, was dich gerade sehr aufregt (Politik, nervige Arbeitskollegen, ›Star Wars‹-Fortsetzungen).
> Achte jetzt bewusst auf deinen Körper – was nimmst du wahr?
> Merkst du, wie sich deine Muskulatur unmittelbar anspannt?

Das Interessante ist, dass du gar nicht wütend oder gestresst *und* dabei muskulär entspannt sein kannst. Dasselbe gilt übrigens für Angst. Es gibt also immer eine Verbindung von deiner Psyche zu deinem Körper. Die beiden stehen im ständigen Austausch miteinander.

Aber kommen wir nun zur unwillkürlichen Muskulatur, die wir zwar nicht sehen, aber gerade bei Aufregung (in einer akuten *Fight-or-flight*-Situation) sehr deutlich spüren. Es geht um unseren Verdauungstrakt und unser Harnsystem. Insbesondere Männer sollten das kennen: Sie gehen zum Pissoir, auf einmal kommt der Chef rein und stellt sich direkt daneben. Auweia, jetzt können sie nicht mehr pinkeln. Dafür verantwortlich ist ein kleiner Ringmuskel, der hier dicht macht, weil man sich in einer Stresssituation um alles Mögliche kümmern soll, aber eben nicht ums Pinkeln. Es ergibt ja auch Sinn, bei gefährlichen Situationen das Blut in den Beinen zu haben und nicht etwa im Penis. Die Beine braucht man zum Kämpfen oder Weglaufen, den Penis eher nicht. So können wir uns auch erklären, warum es für einen Mann manchmal schwierig ist, unter Druck im Bett gut zu performen. Weil unser Instinkt denkt, dass da der große Tiger gleich angreift – obwohl es nur eine schöne Frau ist. Oder ein schöner Mann.

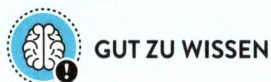 **GUT ZU WISSEN**

Hier sind einige Symptome, mit denen dein Körper dir zeigt, dass du über einen längeren Zeitraum hinweg gestresst bist:
- Abgeschlagenheit
- dauernde Müdigkeit, auch nach einem eigentlich erholsamen Urlaub
- Gereiztheit
- Konzentrationsprobleme
- Schlafprobleme
- Muskelverspannungen
- Kopfschmerzen
- Magen-Darm-Probleme

Wenn dein Körper akut »Hilfe!« ruft, hast du möglicherweise diese Symptome:
- Herzrasen
- Kreislaufkollaps
- Wahrnehmungsstörungen

Die Liste ist nicht vollständig, aber sie gibt einen ersten Überblick darüber, in welche Richtung es geht. Du kannst sie für dich anpassen: Wenn du also öfter das Gefühl hast, gestresst zu sein, achte mal genau auf deinen Körper. Denn der kann dir in den meisten Fällen ziemlich exakt sagen, wie es dir wirklich geht. Eigentlich sollte es aber gar nicht erst dazu kommen, dass du dich so fühlst.

OKAY, DAS IST ALSO STRESS – UND WAS JETZT?

Du siehst also, dass Stress zwar eine psychische Ursache hat und individuell bewertet wird, aber auch einen großen Einfluss auf den Körper nimmt. Das Gute daran ist: Diesen Effekt können wir umdrehen und für uns nutzen.

Es gibt eine interessante Studie, die zeigt, dass auch unser Körper Einfluss auf mentalen Stress haben kann.[5] Man hat drei Gruppen dabei beobachtet, wie sie jeweils auf eine initiierte psychosoziale Stresssituation reagierten (der sogenannte Trier Soziale Stresstest). Bei den Gruppen handelte es sich um Hochleistungssportler, Amateursportler und Untrainierte. Sie alle mussten eine fünfminütige Rechenaufgabe lösen, anschließend wurde ein Vorstellungsgespräch simuliert, und sie mussten zu guter Letzt vor Publikum sprechen. Bei den drei Aufgaben wurden die Probanden sogar gefilmt. Um die Stressreaktion festzustellen, hat man sich die Ergebnisse eines Angst-Fragebogens und verschiedene physiologische Merkmale angeschaut wie die Herzfrequenzwerte und den Cortisolgehalt im Speichel.

Hier ein kleiner Exkurs: Cortisol ist ein weiteres Stresshormon. Während Adrenalin nach der akuten Gefahr wieder verschwindet, bleibt Cortisol länger im Körper. Denn es ist dafür da, uns für einen langen Zeitraum wachsam sein zu lassen, damit wir im Alarmzustand bleiben. Damit Cortisol ausgeschüttet wird, meldet der Hypothalamus der Hypophyse (der Hirnanhangdrüse) den Stress. Die wiederum sorgt dafür, dass das Hormon in der Nebenniere freigesetzt wird. Es gelangt dann ins Blut und von da in den Speichel. (Das ist jetzt natürlich etwas reduziert dargestellt.)

Wie hat sich nun der Cortisolspiegel bei den drei Gruppen der Studie voneinander unterschieden? Es kam heraus, dass die Hochleistungssportler signifikant niedrigere Angstreaktionen sowie Cortisol- und Herzfrequenzwerte hatten als die beiden anderen Gruppen. Das ist doch ein beeindruckendes Ergebnis, oder? Es zeigt, dass sich das, was der Körper durch Sport »lernt«, auf andere, mit Stress assoziierte Bereiche, wie etwa das Halten einer Rede vor Publikum, übertragen lässt. So einen Effekt sehen wir nur ganz selten in der Medizin. Wir können nämlich sonst immer nur in der konkreten Tätigkeit, die wir gerade lernen, besser werden. Dein Gehirn kann das Erlernte meist nur sehr schwer übertragen. Ich kann zum Beispiel nicht eine Stunde laufen gehen und dann erwarten, dass ich beim Bankdrücken stärker bin. Ich kann beim Bankdrücken nur stärker werden, indem ich Bankdrücken-Übungen mache.

Und deshalb finde ich das Ergebnis dieser Studie so spannend, weil es eben zeigt: Wenn du sehr sportlich bist, reagierst du weniger stark auf Stress – egal in welcher Situation!

Offenbar kann man dem Körper also eine niedrigere Anpassungsreaktion auf Stress »beibringen«. Welche genauen Prozesse dahinterstecken – physiologischer und psychologischer Natur –, ist noch nicht ganz klar. Aber man kann sich den Effekt ja trotzdem zunutze machen. Das kann sogar bei Menschen mit Angststörungen helfen, die innerhalb ihrer Therapie immer wieder mit ihren Ängsten konfrontiert werden. Mit Sport können sie sich, unter anderem, quasi fit gegenüber diesen Stresssituationen machen. Darauf weisen auch verschiedene Studien hin.[6] Selbstverständlich ersetzt das aber nicht eine psychotherapeutische Behandlung.

Zusammengefasst weiß man also, dass das Stresshormon Cortisol durch Bewegung (schneller) abgebaut wird und dass körperliche Betätigung einen positiven Einfluss auf die mentale Fähigkeit hat, mit Stress umzugehen. Du kannst also mit Sport effektiv Stress reduzieren und diesem auch vorbeugen!

Was kannst du jetzt konkret im Alltag tun, um den Cortisolspiegel und damit auch dein Stresslevel zu senken? Zunächst einmal bringt es schon etwas, sich während der Arbeit zu bewegen. Zum Beispiel könntest du in der Mittagspause spazieren gehen. Vielleicht gibt es aber auch die Möglichkeit, an einem Meeting teilzunehmen, in dem du nur zuhörst, damit du währenddessen eine Runde drehen kannst. Ich telefoniere sehr oft und gehe währenddessen durch den Wald. Es wäre wirklich toll, wenn Firmen ihren Mitarbeitenden solche Audiocalls ermöglichen würden, damit die Leute weniger sitzen müssen. Und damit meine ich nicht ständig, sondern vielleicht eine halbe Stunde am Tag. Klar muss man für die meisten Calls am Rechner sein, aber vielleicht gibt es ja wenigstens diesen einen Termin am Tag, bei dem es reicht, wenn du zuhörst und währenddessen nicht auf einen Bildschirm schaust.

Abgesehen von Bewegung helfen dir aber auch andere Tricks bei der Stressreduktion. Basteln und Malen beispielsweise können das Stresslevel senken – das ist sogar nachgewiesen.[7] Da können wir wirklich viel von Kindern lernen, die aus einem natürlichen Impuls heraus zu Stift und Papier greifen.

Aber der schönste Rat lautet: Lachen! Es reduziert das Cortisol in deinem Körper ebenfalls. Dazu habe ich zwei Theorien: Zum einen wird beim Lachen das Kuschel- und Bindungshormon Oxytocin ausgeschüttet (neben ein paar anderen Glückshormonen). Das ist ein Antagonist, also ein Gegenspieler, von Cortisol und verringert somit dessen Konzentration im Blut. Zum anderen entspannst du beim Lachen deine Muskeln – und spannst sie wieder an. Dieser Wechsel aus Anspannung und Entspannung der Muskulatur ist eine anerkannte Entspannungsmethode. Du kennst sie vermutlich unter dem Begriff Progressive Muskelentspannung. Und dem Immunsystem tut das auch gut. Lachen ist also wirklich die beste Medizin.

Versteh mich nicht falsch: Es ist völlig okay und auch nicht bedenklich, hin und wieder vom Job, deiner Beziehung oder dem Leben als solchem gestresst zu sein. Entscheidend ist, den Stress in Form von Cortisol wieder loszuwerden und bewusst von der An- in die Entspannung zu finden. Und das geht eben nicht mit einem Glas Rotwein auf dem Sofa, sondern mit Spazierengehen, Sport, einfach jeglicher Form der Bewegung – und dazu zählt übrigens auch Sex.

WIE VERHINDERE ICH, DASS STRESS ÜBERHAUPT ERST ENTSTEHT?

Jetzt hast du verstanden, was Stress ist, wie er auf deinen Körper wirkt und wie wir mithilfe von beispielsweise mehr Bewegung auf ihn einwirken können. Damit Stress aber gar nicht erst entsteht, ist es essenziell, sich über das eigene Stressempfinden bewusst zu werden und den Umgang damit gegebenenfalls zu verändern.

Eingangs habe ich ja schon vom Stressmodell des Psychologen Richard Lazarus erzählt. Es geht dabei darum, dass wir nicht nur den Stressor bewerten, sondern auch unsere eigenen Ressourcen. Also: Kann ich die Prüfung schaffen? Habe ich mich ausreichend vorbereitet? Bei mir war es im Studium so, dass ich immer sehr viel gelernt habe, trotzdem aber permanent das Gefühl hatte, es würde nicht reichen. Vielleicht kennst du das: Obwohl du alles gibst, denkst du, dass du dein Ziel trotzdem nicht erreichst. Ironischerweise habe ich dann fast jede Prüfung beim ersten Mal bestanden. Aber ich hatte dabei immer die Angst, ich könnte durchfallen. Dass das Studium durch diese Denkweise eine so schwere Zeit für mich wurde, ist eines der Dinge, die ich in meinem Leben am meisten bereue.

Aber kommen wir zurück zu Lazarus: Seine Theorie besagt ja, dass Stress bei einem Missverhältnis zwischen den äußeren Anforderungen und den eigenen Ressourcen entsteht. Aus meiner Sicht ist aber eines wichtig zu ergänzen: Es sind oft gar nicht die äußeren Anforderungen, um die es geht. Es sind unsere *eigenen* Anforderungen, die wir an uns selbst haben. ICH möchte beim ersten Mal diese Prüfung bestehen. Die Prüfung will ja nicht bestanden werden, der ist das völlig egal.

Ob wir also gestresst sind, hängt im Wesentlichen davon ab, ob wir uns den Stress »machen«. Ich möchte zeigen, dass es ganz häufig unser eigenes Anspruchsdenken und nicht ein äußerer Faktor ist, der uns den Stress bereitet. Ich bin da selbst das schlechteste Beispiel, weil ich, wie gesagt, einen unglaublichen Anspruch an mich selbst habe. Den kann ich oft gar nicht erfüllen. Und das ist auch etwas, an dem ich arbeiten muss. Vielleicht kennst du das auch. Du möchtest alles im Leben bestmöglich machen: ein großartiger Mitarbeiter, ein toller Sohn, eine tolle Tochter, eine mega Ehefrau oder Mutter, ein mega Ehemann oder Vater sein. Und das ist ja auch völlig okay. Alles möglichst gut machen zu wollen ist erst mal nichts Negatives. Mir ist es auch wichtig, meine Bestleistung im Leben zu zeigen, und dann kann man eben nicht erwarten, dass alles immer entspannt läuft. Sei dir dabei aber trotzdem bewusst: Es ist auch völlig okay, mal Dinge nicht gut zu machen! Oder sogar bestimmte Dinge gar nicht zu machen!

Dass diese Gedanken nicht widersprüchlich sind, zeigt dir folgende kleine Metapher: Stell dir Stress und Entspannung wie eine Wippe vor. Auf der Stressseite sind deine Ansprüche an dein Leben und dich selber. Auf der Entspannungsseite sind alle Dinge, zu denen du Nein sagst, die du NICHT machen musst. Jetzt ist es total normal, dass die Wippe sich mal hebt und mal senkt. Durch diese Abwechslung macht das Wippen doch erst richtig Spaß! Hauptsache, sie bleibt nicht auf einer Seite liegen.

Wie können wir nun unseren Umgang mit stressigen Situationen dann verändern? Der Schlüssel ist die Bewertung. In einer groß angelegten Studie wurden die Auswirkung und die Bewertung von Stress auf die Mortalität der Probanden untersucht.[8] Menschen, die sowohl angaben, viel Stress im Alltag zu haben, als auch, an dessen Einfluss auf die Gesundheit zu glauben, hatten ein um 43 Prozent höheres Risiko für einen verfrühten Tod! Gleichzeitig waren diese Probanden auch deutlich anfälliger für psychischen Stress – ein wahrer Teufelskreis also.

Ist es nicht unglaublich, dass wir allein mit der Bewertung von Stress körperliche Krankheiten fördern oder verhindern können? Theoretisch musst du dein Leben also nicht grundlegend ändern und auf einmal Hochleistungssport treiben. Dein erster Hebel in Sachen Stress ist deine Bewertung der jeweiligen Situation. Bei den meisten Zusammenhängen in der Medizin klappt das leider nicht. Wenn du rauchst und sagst: »Ich bewerte, dass das gesund für mich ist«, dann funktioniert das nicht. Warum das bei Stress aber geht? Weil es sich hier eben um eine subjektive Wahrnehmung handelt.

Ein erster Schritt könnte für dich jetzt so aussehen: Du schraubst die Anforderungen, die du an dich selbst hast, herunter. Das ist schwer! Ich weiß, wovon ich rede, denn mir fällt das ja auch alles andere als leicht. Beispielsweise möchte ich das bestmögliche Buch schreiben, um dir dabei zu helfen, gesund zu leben. Und dafür gebe ich alles, aber ich arbeite hart daran, meine eigenen Anforderungen an mich herunterzuschrauben. Und das solltest du auch machen. Du kannst dir etwa vornehmen: Okay, ich will es perfekt machen. Aber dafür muss ich es vielleicht nicht superschnell erledigen.

Im zweiten Schritt kannst du dich fragen: Was ist das Schlimmste, was passieren kann? Ist das wirklich katastrophal schlimm? Und falls ja: Ist es wirklich eine realistische Folge meiner Handlung? Wir neigen nämlich oft dazu, uns den Worst Case auszumalen, der aber sehr wahrscheinlich niemals eintreten wird. Trotzdem stresst uns der Gedanke so, als wäre er bereits passiert. Ein kleines Beispiel: Es steht ein wichtiges Meeting an und du kommst zu spät. Da du den Anspruch an dich selbst hast, immer pünktlich zu sein, gerätst du in Stress. Doch was passiert wirklich? Höchstwahrscheinlich kannst du dein Zuspätkommen mit einer einfachen Entschuldigung schnell wettmachen. Außerdem wird dein Chef höchstwahrscheinlich nicht schlecht von dir denken, nur weil du einmal zu spät bist. Wahrscheinlich werden alle Beteiligten den Vorfall nach wenigen Minuten vergessen haben. Dass du aufgrund dessen gefeuert wirst (die ausgemalte Katastrophe!), ist *keine* realistische Folge, also brauchst du sie auch nicht zu durchdenken.

Natürlich gibt es schwerwiegende Situationen, natürlich verlieren Menschen ihren Job. Dann darf man auch gestresst sein! Es geht mir eher darum, dass du dir ein Mindset zulegst, das es dir erlaubt, die Folgen deines Handelns realistisch und wohlwollend einzuschätzen. Wenn du durch eine Prüfung fällst, kannst du sie in der Regel wiederholen. Wenn du zu spät kommst, kannst du dich, wie gesagt, dafür entschuldigen. Nicht selten bietet sich auch die Möglichkeit, aus einer anfangs schlechten Situation etwas Gutes entstehen zu lassen. Man sagt ja nicht umsonst, dass etwas Altes sterben muss, damit etwas Neues entstehen kann. So kann auch nach einer harten Trennung aus einer Beziehung anschließend eine bessere kommen.

Und dann gibt es noch einen weiteren Hebel, um Stress zu bewältigen: unsere eigenen Ressourcen (siehe Lazarus). Wenn du akut Stress hast, stell dir diese zwei Fragen:

1. Warst du schon mal in einer ähnlichen Situation?

Häufig war es bei mir so, dass ich dachte, diese Prüfung, dieser Familiengeburtstag, dieses Date, dieser akute Stress sind so schlimm, so etwas Schlimmes habe ich in meinem Leben noch nicht erlebt. Aber ehrlicherweise glaube ich im Nachhinein durchaus, dass ich schon einmal in solchen Situationen war. In der dritten Klasse hatte ich nämlich genauso viel Angst vor Klassenarbeiten wie vor meinem Staatsexamen viele Jahre später.

Wir haben häufig den Eindruck, dass wir noch niemals so eine harte Trennung durchgemacht, so schlimmen Liebeskummer gehabt haben. Aber wenn wir uns bewusst erinnern, erkennen wir, dass diese Erfahrungswerte meist doch schon in uns sind. Wir sind über zerbrochene Lieben hinweggekommen, haben Prüfungen bestanden, eine Rede gehalten. Wir haben schon vieles überwunden und geschafft, darauf können wir stolz sein.

Wenn du dir diese Frage stellst, bringst du dein Hirn dazu, den akuten, angeblich noch nie da gewesenen Stressor mit den Situationen zu vergleichen, in denen du etwas Ähnliches schon einmal bewältigt hast. Das nimmt dieser Situation den Schrecken und beweist dir, dass du sie meistern wirst.

2. Was hat dir damals geholfen?

Als du das letzte Mal in einer vergleichbaren Lage warst, hat es dir da beispielsweise gutgetan, Sport zu treiben oder dich mit Freunden zu treffen? Hat es geholfen, Netflix zu gucken oder Fastfood zu essen? Punktuell kannst du genau diese Sachen machen, die dir helfen. Es geht in erster Linie darum, die stressige kurze Zeit zu überwinden.

Was ich hier unbedingt betonen möchte: Wir alle durchleben belastende Zeiten – und manchmal gehören die eben auch dazu. So etwas wie Klausurenstress oder die Abschlussphase eines Projektes: Eine Woche Hochleistung kann sich auch mal gut anfühlen. Und viele von uns brauchen ein bisschen Stress, um gut performen zu können. Häufig ist es ja genau die Deadline, die uns antreibt. Und in diesen Phasen ist es dann auch okay, Fastfood zu essen und andere Sachen wie Sport zurückzuschrauben. Ich würde da aber immer mit einer Frist arbeiten. Sag dir: »Diese heftige Zeit dauert noch zwei Wochen – und dann geht's wieder gesund weiter.« Sonst hast du die ganze Zeit ein schlechtes Gewissen. Und das wird dich wiederum daran hindern, dich auf dein Ziel zu konzentrieren. Und auch die Hochleistungsphase braucht unbedingt ein klares Ende, das ist ganz wichtig. Denn wenn der Stress zu lange dauert, kann das unserer Gesundheit, wie gesagt, schaden.

WARUM WIR UNS MANCHMAL SOGAR STRESSEN WOLLEN

Wenn du einmal verinnerlicht hast, dass du es selbst in der Hand hast, nicht gestresst zu sein, dann kann das dein ganzes Leben verändern. Bei Stress kommt es auf *deine* eigene Bewertung an. Lässt du dich stressen oder bleibst du bewusst gelassen, atmest tief durch und gehst eines nach dem anderen an? Wichtig zu verstehen bei alledem ist: Du bist kein besserer, erfolgreicherer Mensch, wenn du gestresst bist. Du kannst nicht die Regeln der Gesellschaft verändern. Du hast beispielsweise nicht unbedingt in der Hand, wie Dienstpläne gemacht werden. Aber du kannst entscheiden, wie sehr du dem Stress in deinem Leben Raum gibst.

Hätte mir das früher jemand gesagt, hätte ich mich total angegriffen gefühlt. Weil ich in meinen Augen ja wirklich viel Stress hatte. Ich habe mich im Studium extrem angestrengt – und das hat leider nur zu (meiner Meinung nach) mittelmäßigen Ergebnissen geführt. Aber ich war eben besessen davon, das durchzuziehen, weil ich dachte: »Felix, du musst etwas richtig Krasses im Leben machen! Am besten ein Studium, das so richtig schwer ist, wofür man von der Gesellschaft viel Anerkennung bekommt.« Heute weiß ich, dass das ganz viel mit meinem Selbstwert zu tun hatte. Ich wollte eben wer sein. Und ich wollte den Stress auch haben!

Ich bin der Jüngste von drei Geschwistern: Wenn man Geschwister hat, muss man die Zuneigung und Zeit von Mama und Papa teilen. Als ich klein war, war ich deshalb gerne krank, weil ich ansonsten immer das Gefühl hatte, zu wenig Liebe zu bekommen. Mit Fieber im Bett zu liegen ist natürlich nicht toll. Aber ich wurde umsorgt und bekam Aufmerksamkeit – das habe ich geliebt!

Wenn man dann größer ist und erzählt, wie hart man für die Schule oder das Studium lernt, dann finden Eltern das meistens lobenswert. Auf die Kinder hingegen, bei denen Schule und Studium eher ein Selbstläufer sind, wird oft weniger geachtet. So ist das im (öffentlichen) Leben: Wer am meisten Wind um sich macht, bekommt die größte Aufmerksamkeit. Denn wenn du keinen Stress hast und dich nicht anstrengst, dann bist du ein fauler Hund. Und wer will schon als faul gelten?

Also, warum wollen wir Stress in unserem Leben haben, obwohl wir keinen Stress haben wollen? Unsere Obsession mit Stress ist ja mittlerweile so groß, dass Menschen es als Beleidigung empfinden, wenn man ihnen sagt, dass sie in ihrem Job eher weniger Stress haben. Die Frage ist, warum es so vielen Leuten so wichtig ist, dass alle denken, sie hätten so viel Stress. Solche Menschen gehen auch sofort an die Decke, wenn ihnen jemand den Stress abspricht, und beginnen, sich wild zu rechtfertigen. Die wenigsten würden sagen: »Ja, stimmt, ich verdiene gutes Geld, meine Kollegen sind nett und meine Arbeit macht inhaltlich Spaß. Ich liebe meinen Job!« Die Antwort lautet in der Regel: »Ich arbeite zu viel und muss dauernd kranke Kollegen vertreten. Ich bin immer bloß gestresst. Und zu wenig Geld verdiene ich auch!« Also: Warum sehen so viele Menschen es als Angriff, wenn man ihnen sagt, dass sie ein schönes, entspanntes Leben haben? Denn das ist doch das, was wir alle wollen, oder?

Eben nicht. Allein schon aus Prestigegründen. Wenn jemand erzählt, dass er nur wenige Stunden am Tag arbeitet, dafür aber extrem viel Geld verdient und bald ausgesorgt hat, dann empfinden viele das als unsympathisch und ungerecht: Der hat viel Geld und tut wenig dafür. Das gehört sich nicht! Wer viel hat, muss schließlich auch viel und hart dafür arbeiten und in irgendeiner Form dafür leiden. Und so kommt es, dass die allermeisten auf einer unbewussten Ebene denken, es sei etwas ganz Tolles und Erstrebenswertes, Stress zu haben. Denn nur wer gestresst ist, hat sich den Erfolg oder das schicke Auto eben auch verdient – obwohl das natürlich Quatsch ist.

Stress gehört zu unserem Leben dazu wie Smartphones und (inzwischen bei vielen Leuten) Videokonferenzen. Er treibt uns alle irgendwie an – und macht uns gleichzeitig fertig. Sogar an Unis geht mittlerweile die *Hustle Culture* um. Nur wer bis zur Erschöpfung lernt, ist auch ein guter Studierender. Und alle, die abends auf einer Party versacken, sind Versager. Wohin soll diese Entwicklung führen? Das ist nicht nur in Studium und Berufsleben so, die Menschen haben auch im Privatleben den größten Stress. Zum Beispiel durch die schwierige Vereinbarkeit von Beruf und Familie.

Mein schweres Studienfach habe ich mir, wie gesagt, auch deshalb ausgesucht, um ordentlich jammern zu können, wie schwer ich es habe. Ich bin charakterlich jemand, der sich total vom sogenannten sekundären Krankheitsgewinn vereinnahmen lässt. Deshalb musste ich stark an meinem Selbstwertgefühl arbeiten. Und vielen anderen geht es ganz genauso. Wir wollen auf einer unbewussten Ebene gestresst sein. Weil wir Aufmerksamkeit von unseren Mitmenschen brauchen.

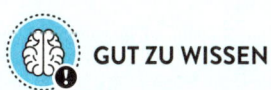 **GUT ZU WISSEN**

Was ist ein Krankheitsgewinn?
Wer krank ist, dem geht's zwar schlecht – der oder die zieht daraus aber auch einen Gewinn.

Einfach erklärt:
Bei einem **primären** Krankheitsgewinn geht es um die inneren und direkten Vorteile, die man aus der Situation zieht.
Bei einem **sekundären** Krankheitsgewinn geht es um die äußeren Vorteile.

Ausführlich erklärt:

Durch Symptome werden unbewusste innere Konflikte kompensiert oder unterdrückt, zum Beispiel, wenn man eigentlich eine Prüfung schreiben muss, aber große Angst hat, weil man unvorbereitet ist. Dieser innere Konflikt wird durch die Krankheit dann für den Moment scheinbar gelöst. Das zählt zum primären Krankheitsgewinn.

Wenn du krank bist, bekommst du außerdem im Normalfall Aufmerksamkeit. Das kann man besonders schön bei Kindern sehen. Sind sie krank, bekommen sie von Mama oder Papa eine Extraportion Liebe und Zuwendung geschenkt. Vielleicht dürfen sie ihr Lieblingsgericht essen und bekommen mehr vorgelesen als sonst. Diese Extraportion Liebe und Aufmerksamkeit gehört zum sekundären Krankheitsgewinn.[9]

Wenn du deinen Kollegen, Freunden und Eltern erzählst, wie hart am Limit du arbeitest und wie viel Stress du gerade aushalten musst, dann wirst du beachtet, vielleicht sogar bemitleidet. So wie früher als Kind mit der Mandelentzündung zu Hause. Und deshalb machen alle so einen großen Wirbel um ihr stressiges Leben. Dabei könnte man ja auch argumentieren: Selbst dran schuld, wenn du deine Arbeit nicht gut genug strukturierst und deshalb immer wieder in Stress verfällst. Aber wer alles entspannt auf den Punkt fertigkriegt, hat eben nichts zu jammern – und bekommt keine Aufmerksamkeit.

WAS ICH SELBST GEGEN STRESS TUE

Allerdings ist es natürlich nicht so, dass ich gegen Leistung bin. Es ist eben immer eine Frage der Dosis. Schaffe ich es regelmäßig, wieder in die Entspannung zu kommen? Mittlerweile bin ich in meinem Umgang mit Stress zum Glück besser geworden, unter anderem mit der Energietank-Methode, die auch dir in sehr vielen Lebenssituationen helfen kann. Nicht nur, wenn du gestresst bist. Sondern auch, wenn du dich kraftlos fühlst.

Schau dir den Energietank mal an: Oben schreibst du rein, was dir Energie gibt. Vielleicht denkst du jetzt: »Felix, du bist Arzt, und ich erwarte mehr von dir als so einen plakativen Tipp! Ich weiß doch genau, was mir Energie gibt und was mich stresst!« So habe ich jedenfalls gedacht, als mir von dieser Methode erzählt wurde. Aber ich war verblüfft, was dabei herausgekommen ist.

Oben steht bei mir zum Beispiel: Serien und Filme gucken, die ich schon kenne, wie ›Scrubs‹, ›How I Met Your Mother‹ und ›The Big Bang Theory‹. Es entspannt mich total, wenn ich schon weiß, was passiert; wenn ich die Charaktere kenne und die Dialoge fast mitsprechen kann.

Unten hältst du fest: Was zieht dir Energie? Bei mir sind das zum Beispiel Filme oder Serien, die ich noch nicht kenne. Wie komisch ist das denn? Oder Familienfeiern, die länger als eine Mahlzeit dauern. Anstrengend! Oder im Stau stehen – ätzend. Das Tolle an dieser Methode ist, dass du deine Energie mit ihr visualisierst. Wenn du dich drauf einlässt, kommen die verrücktesten Ergebnisse raus.

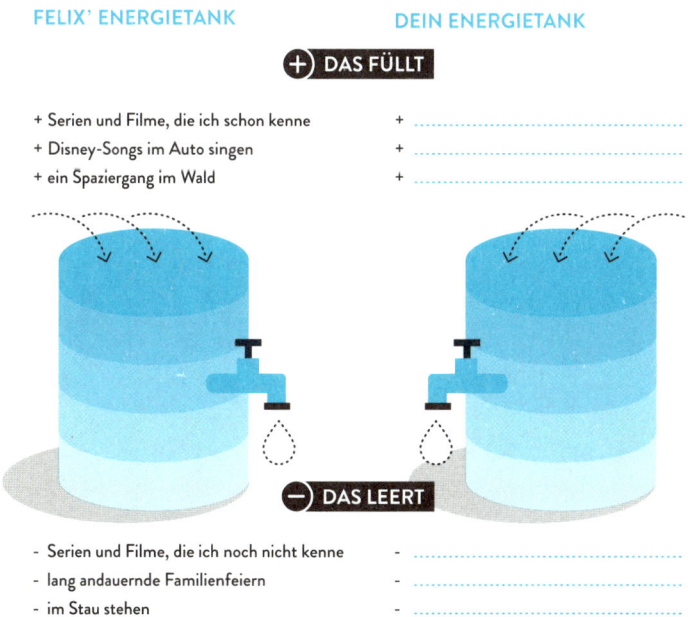

Neulich war ich im Stau und total genervt. Dann dachte ich an meine »Energiespender«, und einer davon ist, laut zu alten Disney-Songs mitzusingen. Hinterher hatte ich viel mehr Energie als vorher.

Übrigens kann man das auch auf Freundschaften anwenden. Mal triffst du Leute und bist danach motivierter und dir geht's richtig gut. Und mal bist du verabredet und fühlst dich hinterher einfach nur energielos.

Das Geniale ist aber, dass du deinen Energietank immer wieder auffüllen kannst. Meinem besten Freund zum Beispiel gibt es Energie, mit seinen Eltern jeden Tag Mittag zu essen – der Typ ist dreißig! Ich finde es großartig, dass er das für sich erkannt hat. Und so haben wir alle die Chance, möglichst viele Dinge zu tun, die uns Energie geben. Die können für andere Menschen belanglos oder idiotisch sein, das ist aber völlig egal!

Was du auch machen kannst: Frag dich mal, was dir als Kind Spaß gemacht hat, und schreib eine Liste mit mindestens zehn Punkten auf:

1.
2.
3.
4.
5.
6.
7.
8.
9.
10.

Mir kommt es nämlich so vor, dass viele gar nicht mehr wissen, was Spaß überhaupt ist. Kinder tanzen, singen, spielen Fußball, lernen Instrumente, malen, schaukeln, spielen Fangen und Verstecken. Und Erwachsene? Die gehen halt zur Arbeit.

Wenn ich Leute nach ihren Hobbys frage, dann kommt häufig heraus, dass sie gar keines haben. Maximal: »Ich gehe gerne was trinken.« Als wäre Alkohol so etwas wie ein Erwachsenenhobby.

Ich plädiere dafür, dass auch Menschen, die keine Kinder mehr sind, mehr Dinge tun sollten, die ihnen wirklich Spaß machen. Dazu müssen wir uns aber erst einmal fragen, *was* uns Spaß macht. Ein Rückblick in die Kindheit könnte uns das beantworten.

Und bitte versuch zusätzlich, so viele gesundheitsfördernde Verhaltensweisen (klingt ultra unsexy, ich weiß) wie nur möglich in deinen Alltag zu integrieren. Eine Übersicht findest du am Ende des Buches. Sie helfen dir ebenfalls beim Stressabbau. Wichtig ist, dass du dir Zeiten für Sport und andere gesundheitsfördernde Verhaltensweisen in deinen Kalender einträgst und diese Slots genauso ernst nimmst wie berufliche Termine. Wir sollten alle mehr gesundheitsfördernde Verhaltensweisen in unseren Alltag integrieren!

SPRECHSTUNDE
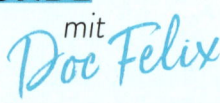 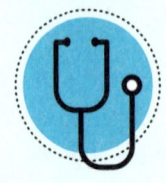

Reagieren alle Menschen auf Stress gleich?
Nein. Denn wie wir auf Stress reagieren, liegt an unseren eigenen Ressourcen und an den unterschiedlichen Stressoren. Beispielsweise habe ich meinen Stress in der Uni viel krasser bewertet als andere Studierende, obwohl wir objektiv betrachtet ja die gleichen Aufgaben zu bewältigen hatten. Ich habe die Prüfungen also als viel gefährlicher und relevanter als viele meiner Kommilitonen und Kommilitoninnen eingestuft – und meine eigenen Ressourcen auch weniger gut eingeschätzt. Stress liegt immer an der individuellen Bewertung. Und weil jeder Mensch ihn unterschiedlich wahrnimmt, reagiert auch jeder anders auf Stress.

Gibt es einen Unterschied zwischen körperlichem und psychischem Stress?
Mit Blick auf die Reaktionen unseres Körpers bedingen sich körperlicher und psychischer Stress: Wenn du deinen Körper durch bestimmte Reize wie enorme Kälte stresst, hat das Einfluss auf deine Bewertung dieser Situation und dein Wohlbefinden. Genauso funktioniert das andersrum: Wenn du psychisch gestresst bist, wirst du merken, wie sich deine Muskulatur anspannt, du flacher atmest und dein Herz schneller schlägt. Das wiederum registrieren deine Nerven und senden an dein Gehirn: »Ich bin gestresst!« Also fühlst du den Stress.

Weil sich beides gegenseitig bedingt, kannst du deinen Stress aber sowohl körperlich als auch psychisch lösen. Als Erste Hilfe gegen Stress hilft zum Beispiel Folgendes: Spann deinen gesamten Körper, also alle Muskeln an. Halte die Anspannung für fünf Sekunden und lass dann wieder los. Das wiederholst du drei bis fünf Mal, und du wirst merken, wie du sofort ein bisschen weniger gestresst bist.

SCHLAF DICH GESUND

Du verschläfst etwa ein Drittel deiner Lebenszeit.[1] Das ist ganz schön viel – aber auch gut so! Denn unsere Nachtruhe hat einen erheblichen Einfluss auf unser Wohlbefinden und unsere Gesundheit. Nachts gehen in Körper und Gehirn unzählige Mechanismen vor sich, die du zum Überleben brauchst.

Viele von uns lieben es ja glücklicherweise eh, lange und ausgiebig zu schlafen. Aber auch für alle anderen, die den Schlaf nicht so ernst nehmen, ist ganz wichtig zu verstehen: Er ist bei Weitem kein sinnloser Zeitvertreib, sondern dient dem Zurückgewinnen verbrauchter Kräfte und dem Abspeichern von Wissen. Beispielsweise verbessert ausreichend Schlaf unsere Denkleistung, er stärkt unser Immunsystem, und unsere kaputten Zellen werden repariert.

Während wir also schlummern, arbeiten wir weiter auf Hochtouren – damit wir dann im wachen Zustand wieder leistungsfähig sind. Halten wir fest: Schlaf ist extrem wichtig! Wir brauchen ihn zum Leben.

Bestimmt kennst auch du Leute, die sich damit rühmen, mit wenig Nachtruhe auszukommen. Die damit angeben, dass ihnen vier Stunden Schlaf vollkommen ausreichen. Das klingt natürlich auch verlockend, denn wer wenig Schlaf braucht, hat mehr Zeit im wachen Zustand zur Verfügung. Kann man den Schlaf also austricksen, ihn abkürzen? Klar, mit Willenskraft und viel Koffein schafft es dein Körper auch durch sehr lange Tage mit wenig Schlaf. Aber es ist wie immer im Leben: Auf Dauer zahlt man einen Preis.

Ausreichend zu schlafen scheint zum Beispiel eine wichtige Rolle im

Hinblick auf den Schutz vor kognitiven Schäden und die Vorbeugung vor Alzheimer zu spielen. Denn eine Funktion des Schlafes könnte nach aktuellen Studien darin bestehen, unser Gehirn von Schadstoffen wie beta-Amyloid zu befreien. Deren Ablagerungen bilden nämlich den Boden für degenerative Erkrankungen wie den Morbus Alzheimer.[2] Die Ablagerung der beta-Amyloid-Plaques führt bei der Alzheimer-Erkrankung dazu, dass Betroffene weniger Tiefschlafphasen in der Nacht durchleben.

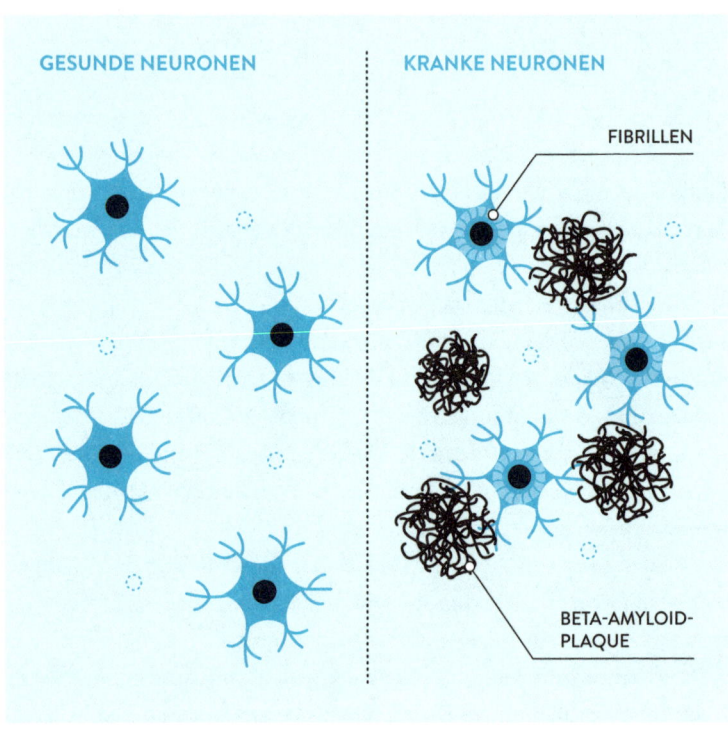

Diese sind aber essenziell für regenerative Prozesse wie den Abbau alter Zellen und für das Gedächtnis. Gerade die Auswirkungen auf das Gedächtnis führen am nächsten Tag dann dazu, dass Erkrankte sich schlechter erinnern und vergesslicher sind – zu den typischen Symptomen also. Ausreichend zu schlafen ist eindeutig eine gesundheitsfördernde Verhaltensweise, sogar eine der wichtigsten.

WAS IST SCHLAF ÜBERHAUPT?

In der Medizin definiert man Schlaf als Zustand mit vermindertem Bewusstsein, man bekommt also nicht mehr mit allen Sinnen mit, was um einen herum geschieht. Das passiert, weil unser Gehirn vermindert aktiv ist und eine geringere Reaktionsbereitschaft zeigt. Nun darf man aber nicht vergessen, dass dennoch unendlich viele Prozesse während des Schlafes stattfinden, wie zum Beispiel die Regeneration oder der Abbau alter, defekter Zellen.

Der Schlaf wird durch verschiedene Prozesse reguliert, und einer davon ist der sogenannte zirkadiane Rhythmus. Viele unserer Körperfunktionen werden durch ihn gesteuert, und zwar ungefähr im 24-Stunden-Takt. Dazu gehören zum Beispiel der Schlaf-Wach-Rhythmus, die Regulation der Körperkerntemperatur (sie ist im Schlaf niedriger) und die Ausschüttung bestimmter Hormone. Auf all das werden wir schon in diesem Kapitel eingehen. Aber auch auf zellulärer Ebene zeigen sich Veränderungen, wie du im Kapitel zum Immunsystem noch sehen wirst.

Unser Körper hat eine eigene Struktur, die für die Synchronisation unserer inneren Rhythmen mit dem Tag-Nacht-Rhythmus sorgt. Für das Wachsein und Schlafen spielt vor allem der sogenannte Nucleus suprachiasmaticus im Hypothalamus eine entscheidende Rolle. Er sorgt unter anderem dafür, dass unser Rhythmus auch dann funktioniert, wenn wir zum Beispiel keinen natürlichen Tag-Nacht-Rhythmus durch Lichtwechsel haben.

Dann gibt es die Epiphyse – auch Zirbeldrüse genannt –, die für die Bildung des Schlafhormons Melatonin wichtig ist. Hierfür sind Licht und Dunkelheit wesentlich: Licht hemmt die Abgabe von Melatonin, während Dunkelheit stimulierend wirkt. Daneben wirkt auch Adenosin schlaffördernd. Es entsteht, wenn die Zellen den Energieträger ATP verbrauchen. Je mehr man geleistet hat, desto mehr Adenosin wird produziert – und desto müder wird man. Genau hier wirkt auch das Koffein im Kaffee (mehr dazu später im Energie-Kapitel).

Auch bei anderen Hormonen können wir einen zirkadianen Rhythmus feststellen: Tagsüber sind die Gegenspieler des Melatonins, das

Glücks- und Wachhormon Serotonin sowie Cortisol, das wir schon aus dem Stress-Kapitel kennen, vermehrt im Körper anzutreffen. Unser Cortisolspiegel ist morgens am höchsten. Das ergibt Sinn, denn in der Früh müssen wir aus den Federn kommen. Über den Tag sinkt der Cortisolspiegel im Blut dann, und nachts ist er am niedrigsten.

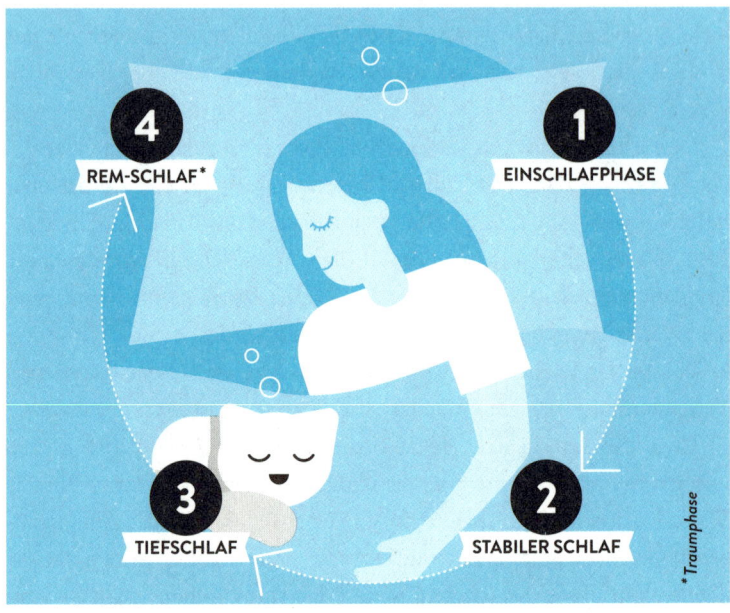

Im Schlaf selbst durchläuft man vier verschiedene Phasen, immer wieder nacheinander. Sie bilden einen Zyklus, der in der Nacht bis zu siebenmal wiederholt wird. Zunächst gibt es den Non-REM-Schlaf, der drei der Phasen enthält: das Stadium eins mit der Einschlafphase, das Stadium zwei mit dem stabilen Schlaf und das Stadium drei mit dem Tiefschlaf. Anschließend folgt die vierte Phase, der REM-Schlaf, in dem vor allem geträumt wird. REM bedeutet übrigens »Rapid Eye Movement«, also schnelle Augenbewegung, da dies diese Schlafphase charakterisiert. Hier ist dann auch die Gehirnaktivität im Vergleich zu den Non-REM-Phasen wieder stärker, was eine Erhöhung der Herzfrequenz und des Blutdrucks mit sich bringt.

WIE KANN ICH MEINEN SCHLAF VERBESSERN?

Aber wie geht er denn nun, der gute Schlaf? Zunächst sei gesagt, dass guter Schlaf sich durch zügiges (angenehmes) Einschlafen und durch Durchschlafen auszeichnet. Für diese »gute Schlafhygiene«, wie wir Mediziner sagen, sind verschiedene Einflussfaktoren verantwortlich. Einige davon, die tatsächlich wissenschaftlich nachgewiesen sind, möchte ich für dich im Folgenden näher beleuchten. Zunächst bekommst du einen kleinen Überblick über Faktoren, die sich positiv oder negativ auswirken.

Gut ist:
- eine ruhige, dunkle und kühle Schlafatmosphäre zu schaffen – Ohrstöpsel oder eine Augenmaske können dir dabei helfen;[3]
- eine beschwerende Decke zu verwenden;[4]
- vor dem Schlafen warm zu duschen oder zu baden;[5]
- regelmäßig Bananen zu essen, da diese Melatonin und Tryptophan (eine essenzielle Aminosäure und Vorstufe von Melatonin) enthalten;[6]
- eine Schlafdauer von sechs bis acht Stunden einzuhalten.

Schlecht ist:
- den ganzen Tag Stress zu haben, weil der Switch vom Sympathikus (der im Stressmodus aktiviert wird) in den Parasympathikus (der der Erholung dient) so nicht ohne Weiteres funktionieren kann – langfristig leidet daraufhin die existenzielle Tiefschlafphase;
- sich grellem Licht und Blaulicht (vom Smartphone oder Laptop) zwei Stunden vor dem Schlafengehen auszusetzen, weil der Körper das Schlafhormon Melatonin dann nicht so gut produzieren kann;
- vor dem Schlafengehen Probleme zu wälzen;
- Alkohol zu trinken, der zwar zunächst müde macht, aber dann das Durchschlafen erschwert;[7]
- bis zu sechs Stunden vor dem Schlafen Koffein zu konsumieren;[8]
- sich entweder am Tag insgesamt zu wenig zu bewegen oder aber kurz vor dem Schlafen Sport zu treiben, weil dadurch unter anderem das Adrenalin im Körper steigt, was das Einschlafen erschwert.[9]

Wer regelmäßig schlecht schläft, verliert rapide an Lebensqualität und riskiert seine Gesundheit, denn Schlafmangel ist ein Stressfaktor. Auf Dauer können so unter anderem Herz-Kreislauf-Erkrankungen wie Herzinfarkte, Bluthochdruck oder auch Schlaganfälle begünstigt werden.[10] Kein Wunder, dass manche Betroffene die verrücktesten Dinge tun, um endlich (ein-)schlafen zu können: Sei es ein Einschlafcoach oder die klassische Schlaftablette – mit dem reichhaltigen Angebot auf dem Markt wird vor allem eines gemacht: jede Menge Geld! Natürlich kann einiges davon auch (kurzfristig) mal sinnvoll sein, aber ich möchte hier eindeutig gerade vor Medikamenten warnen, denn diese können, wie auch Drogen, die Nebenwirkung haben, dass unser REM-Schlaf – und das ist die Schlafphase, die besonders wichtig für unsere Erholung und für das Lernen ist – durch den künstlichen Schlaf, den die Medikamente verursachen, gebremst wird.

Besser schlafen durch das Raumklima

Achtung, jetzt kommt erst einmal eine Anekdote aus meinem Schlafzimmer! Aber keine Sorge, sie ist jugendfrei. Einen Großteil meiner Kindheit habe ich direkt unter dem Dachboden geschlafen. Im Sommer konnte es da unangenehm heiß werden, sodass ich in der Zeit immer deutlich schlechter geschlafen habe als im Frühling, Herbst oder Winter. Mit 15 Jahren habe ich dann Verwandte in Brasilien besucht. Da konnte ich merkwürdigerweise wunderbar schlafen, obwohl es dort ja oft sehr heiß ist. Natürlich war eine Klimaanlage für meinen guten Schlaf verantwortlich. In tropischen Regionen ist es normal, im Schlafzimmer eine Klimaanlage zu installieren. Bei uns in Deutschland ist das nicht so, was auch okay ist. Denn erstens verbrauchen diese Luftkühler viel Energie, und zweitens trocknen sie die Schleimhäute aus. Worauf ich aber hinauswill, ist der Einfluss der Einschlaftemperatur auf unseren Schlaf. Schlafmangel nimmt auf der Welt immer mehr zu, gleichzeitig steigt durch den Klimawandel überall die Temperatur an. Ob es da einen direkten kausalen Zusammenhang gibt, wir also schlechter schlafen, *weil* sich das Klima erwärmt, das wissen wir nicht. Aber es wird tatsächlich in der Forschung diskutiert.

Es gibt zum Beispiel eine Studie, die über sieben Millionen Schlafaufzeichnungen von über 47 000 Menschen in 68 Ländern analysiert hat.[11] Dazu wurden außerdem die lokalen Wetterdaten ausgewertet und die Menschen befragt, wie sie schliefen. Herausgekommen ist, dass eine erhöhte Raumtemperatur den Schlaf verkürzt. Wir schlafen in dem Fall kürzer, weil wir den Schlafbeginn verzögern. Du kennst das sicherlich auch, dass du immense Probleme beim Einschlafen hast, wenn es in deinem Schlafzimmer zu warm ist. Ist ja auch klar, für den Körper ist es einfach anstrengender, wenn es heiß ist. Er muss dann, um seine Temperatur zu halten, die überschüssige Wärme abgeben, indem er schwitzt. Außerdem steigt auch der Blutdruck, und die Herzfrequenz nimmt zu.

Es gibt spannende neue Studien, die zeigen, dass die Raumtemperatur auch einen Einfluss auf den zirkadianen Rhythmus hat, den du nun ja schon kennst.[12] Denn die Außentemperatur kann unsere Körpertemperatur beeinflussen (über die periphere Hautdurchblutung), was wiederum Einfluss auf unseren zirkadianen Rhythmus der Körpertemperatur hat. Außerdem ist es normalerweise nachts auch immer und überall kälter als tagsüber. Es scheint also ganz natürlich zu sein, dass wir schlafen, wenn es kälter ist, und dass wir wach sind, wenn es warm ist.

Klimaforscher gehen davon aus, dass jeder Mensch bis zum Jahr 2099 ganze 50 bis 58 Stunden pro Jahr weniger schlafen wird.[13] Das ist natürlich nur eine Schätzung, die ich aber sehr spannend finde – und alarmierend im Hinblick auf unsere Gesundheit. Deshalb ist einer meiner Tipps für dich, wenn du schlecht schläfst: Check die Raumtemperatur in deinem Schlafzimmer. Bei mir ist die Heizung immer komplett aus. Manche Menschen schlafen sogar am liebsten bei offenem Fenster, auch in den kalten Monaten. Du kannst ja mal ein bisschen ausprobieren, welches Klima du brauchst, um richtig gut zu schlafen. Die Faustregel ist, dass das Schlafzimmer kälter sein sollte als die übrigen Räume. Wissenschaftler sagen, dass wir bei 15,6 bis 19,4 Grad Celsius am besten schlafen.[14]

Besser schlafen durch Gedankenkraft

Liegst du manchmal nachts wach, weil deine Gedanken kreisen und dir alles Mögliche Sorgen bereitet? Vielleicht ärgerst du dich auch einfach über andere Leute oder planst schon die Abläufe des nächsten Tages. Deine Gedanken und vor allem deine Probleme kommen dir in solchen Momenten riesengroß vor.

Zum Thema Sorgen möchte ich dir zuerst einmal etwas Grundsätzliches sagen: Fast all unsere Sorgen richten sich auf die Zukunft. Sie haben nichts mit der gegenwärtigen Situation zu tun. Wenn du nachts im Bett liegst und Angst vor der nächsten Prüfung oder deinem Job hast oder dir Gedanken wegen einer nahenden großen Rechnung machst, dann sind das alles Sorgen, die du *jetzt* gerade (im Bett) nicht lösen kannst. In den nächsten sieben, acht Stunden jedenfalls wird nichts passieren. Wenn du dir klarmachst, dass die Gründe für deine Sorgen in der Zukunft liegen, sollte es dir schon besser gehen.

Immer wenn ich mir nachts Sorgen mache, zwicke ich mir in den Daumen, um mich in die Gegenwart zu holen: Felix, du befindest dich gerade in deinem sicheren Bett, hier kann dir nichts passieren! Mir hilft das total. Manche Menschen raten einem, in solchen Situationen »an etwas Schönes« zu denken. Als wäre das so einfach, wenn der Kopf gerade voller Sorgen ist. Das Problem ist ja auch: Du kannst nicht *nicht* an etwas denken. Bestimmt kennst du das Gedankenexperiment mit dem rosa Elefanten, oder? Es geht so:

Denk jetzt mal *nicht* an einen rosa Elefanten.
Woran denkst du sofort?
Na klar, an den rosa Elefanten.

Es ist überhaupt nicht einfach, die Gedanken zu steuern und an etwas Bestimmtes zu denken – oder an gar nichts (das ist in der Tat das Schwerste!). Aber du solltest es mal probieren, um negative Gedanken vor dem Schlafengehen loszulassen. Wenn es dir nicht gelingt, an etwas Schönes zu denken, dann frag dich selbst Folgendes: Wofür bin ich dankbar?

Wenn du es schaffst, Dankbarkeit als Gefühl in dir entstehen zu lassen, dann ist das ein großes Glück (mehr dazu liest du später im Kapitel über Glück). Es gibt tatsächlich Studien, die gezeigt haben, dass Dankbarkeit eines der besten Gefühle für uns ist.[15] Freude, Gelächter, Humor, sie alle sind temporär. Dankbarkeit hallt länger nach. Diese Dinge machen mich zum Beispiel dankbar:

1. Meinen Traumberuf zu haben
2. Mit meinem besten Freund fast täglich trainieren zu können
3. Gesund zu sein

So, und jetzt bist du dran. Denk mal darüber nach, was dich richtig mit Dankbarkeit erfüllt, und schreib es hierhin:

1.

2.

3.

Probier es doch heute Abend mal aus und denk kurz vor dem Schlafen an die Dinge, für die du dankbar bist. Dein Schlaf wird sich dadurch verbessern. Das bestätigt eine Studie, bei der man herausfinden wollte, wie sich unsere Gedanken auf unsere Schlafqualität auswirken.[16] Fast 200 Probanden unterschiedlichsten Alters haben teilgenommen. Die Studie basiert auf Selbstaussagen der Teilnehmer: Sie mussten die Gedanken beschreiben, die sie vor dem Einschlafen hatten oder wenn sie nachts wach geworden waren. Die Antworten lauteten zum Beispiel: »Ich denke an angenehme Dinge, die ich in den letzten Tagen erlebt habe.« Oder: »Ich habe an schlechte Dinge gedacht, die mir in letzter Zeit widerfahren sind.«

Das Ergebnis war ziemlich erstaunlich: Dankbarkeit hat einen signifikanten Zusammenhang mit der Gesamtschlafqualität, also der Qualität des subjektiven Schlafempfindens. Aber auch mit der Schlaflatenz, das heißt der Dauer, wie lange man gebraucht hat, um einzuschlafen. Und es wird noch besser: Denn auch der nächste Tag wurde durch diese guten Einschlafgedanken positiv beeinflusst.

Dankbarkeit war also die Schlafvariable, die dazu geführt hat, dass die Leute besser geschlafen haben, seltener negative oder besorgniserregende Gedanken hatten, sich stattdessen mit positiven Themen beschäftigten und sich einfach wohler fühlten. Das Beste daran ist ja, dass man dafür gar nicht viel tun muss!

Ich stelle mir häufig zwei Fragen, bevor ich einschlafe.
Erstens: Wofür bin ich heute dankbar?
Dann zähle ich gedanklich all die entsprechenden Dinge auf.
Zweitens: Was sind heute meine Erfolge gewesen?
Auch die zähle ich dann auf.

So entwickle ich ein Gefühl von Stolz und mein Selbstvertrauen gewinnt dazu. Das sind dann meist die letzten Gedanken, die ich vor dem Einschlafen habe. Möglicherweise funktioniert das ja auch für dich, also teste doch einfach mal aus, ob dir das helfen kann.

Es gibt noch eine Möglichkeit, durch Gedankenkraft besser zu schlafen. Dazu muss ich vielleicht noch sagen: Wie so viele Leute aus meiner Generation liebe ich ›Harry Potter‹. Daher kommt es manchmal vor, dass ich Tipps für den Alltag gebe, zu denen mich die ›Harry Potter‹-Reihe (oder auch ›Star Wars‹) inspiriert hat – und nicht mein Medizinstudium. Aber keine Sorge, dieser Tipp hier ist wissenschaftlich abgesichert! Es geht um das Prinzip des Denkariums – eine Sache, die bei mir zum Beispiel wunderbar klappt. Vielleicht kennst du das ja auch, dass du manchmal das Gefühl hast, dein Kopf platzt gleich, wenn du an deine vielen unerledigten Aufgaben denkst. Die Idee des Denkariums bei ›Harry Potter‹ ist, dass du (belastende) Gedanken mit einem Zauberstab aus deinem Kopf entfernst und in ein externes Behältnis ablädst. So hast du all das nicht mehr in deinem Kopf, sondern eben im Denkarium. Leider haben die meisten von uns keinen Brief mit einer Einladung nach Hogwarts bekommen, als sie jünger waren, und daher können wir das so exakt nicht machen. Aber es gibt andere Wege, die dem recht nahekommen: So könntest du vor dem Schlafengehen beispielsweise all deine Sorgen aufschreiben und den Zettel dann weglegen.

Es gibt eine Studie, die sich diese Herangehensweise genauer angeschaut hat.[17] Dabei wurde im Schlaflabor überprüft, ob es etwas bringt, seine unerledigten Aufgaben vor dem Schlafengehen aufzuschreiben. Es gab eine Gruppe, die das getan hat, und eine Kontrollgruppe, die eine Liste angefertigt hat, auf der Dinge standen, die die Probanden erledigt hatten. Was die Einschlafdauer angeht, konnte tatsächlich ein recht großer Unterschied nachgewiesen werden: Diejenigen, die all ihre unerledigten Aufgaben aufgeschrieben hatten, konnten durchschnittlich etwa zehn Minuten früher einschlafen als die Teilnehmer aus der Kontrollgruppe.

Probier also ruhig mal aus, deine belastenden Gedanken aufzuschreiben oder sie alternativ einer Vertrauensperson zu erzählen, damit du sie so aus dem Kopf bekommst.

Besser schlafen durch Sex

Es gibt aber noch eine weitere Tätigkeit, die dich dazu bringt, dass du schneller einschläfst und deine Schlafqualität insgesamt verbesserst – und die den allermeisten Menschen viel Spaß bereitet sowie keine Nebenwirkungen hat (außer der möglichen Geburt eines süßen Kindes). Diese Tätigkeit bringt also nur Vorteile mit sich. Hin und wieder kann sie allerdings ein wenig anstrengend werden. Und manchmal brauchst du einen anderen Menschen dazu. Es ist klar, worauf ich hinauswill, oder?

Sex natürlich! Bei vielen Menschen scheinen Sex oder ein Orgasmus dafür zu sorgen, dass sich die Schlafqualität erhöht. Warum das so ist, schauen wir uns jetzt einmal genauer an. Wissenschaftlich untersucht wurde zum Beispiel der Zusammenhang zwischen sexueller Aktivität, Schlafqualität und Schlaflatenz (also der Einschlafzeit).[18] Warum machen die Forscher einen Unterschied zwischen beidem? Medizinisch betrachtet handelt es sich um zwei unterschiedliche Probleme, wenn du abends nicht einschlafen oder aber nachts nicht gut durchschlafen kannst.

Die Schlaflatenz bezeichnet die Zeit, die man braucht, um das Einschlafstadium zu durchlaufen. Bei der Schlafqualität hingegen geht es darum, *wie* dein Schlaf war. Das bezieht sich sowohl auf die Einschlafzeit als auch das Durchschlafen: Wie waren die Schlafphasen? Bist du oft aufgewacht? Dafür kann auch deine subjektive Einschätzung nach dem Schlaf betrachtet werden: Fühlst du dich am nächsten Tag erholt?

An der Studie haben 778 Probanden teilgenommen, 92 Prozent davon waren heterosexuell. Alle mussten einen Fragebogen ausfüllen, in dem es um Sexualverhalten, Alter, Geschlecht, Gewicht und den Beziehungsstatus ging. Aber auch darum, inwieweit Sex die wahrgenommene Schlafqualität beeinflusst. Gefragt wurde zum Beispiel:

Wenn Sie vor dem Einschlafen masturbiert haben, hatten Sie das Gefühl, dass dies Ihren Schlaf beeinträchtigt hat?

(A) Ja, mein Schlaf hat sich im Vergleich zum Durchschnitt verbessert.

(B) Nein, mein Schlaf blieb ungefähr gleich wie der Durchschnitt.

(C) Ja, mein Schlaf hat sich im Vergleich zum Durchschnitt verschlechtert.

Diese vier Parameter haben sich die Forscher als Einflussfaktoren angeschaut:
- Sex mit Orgasmus
- Sex ohne Orgasmus
- Masturbation mit Partner
- Masturbation ohne Partner

70,8 Prozent der Probanden gaben an, dass die Schlafqualität nach Sex, bei dem sie einen Orgasmus hatten, deutlich verbessert war. Zu meiner Verblüffung ist aber auch der Sex ohne Orgasmus schlaffördernd, allerdings nicht so stark wie mit Höhepunkt. Dieser ist also auf jeden Fall das Ziel – zumindest, wenn es um guten Schlaf geht.

Im Rahmen der Studie haben die Forscher sich dann auch angesehen, was passiert, wenn man ohne Partner (also durch Masturbation) zum Höhepunkt kommt. Etwa die Hälfte der Teilnehmer gab an, dass sich Schlafqualität und Schlafbeginn dadurch verbessert haben. Ob du nun also in einer Beziehung lebst oder nicht: Mit Sex oder Masturbation kannst du etwas für guten Schlaf tun.

Es geht hier um deinen Körper und deine Selbstliebe. Das würde ich mich niemals trauen, *face to face* zu einem Patienten oder einer Patientin zu sagen, weil ich selbst viel zu verklemmt bin, aber hier kann ich es dir ja schreiben: Bring dich in die Stimmung, die du brauchst, um auf Touren zu kommen. Finde heraus, was dich erregt. Mittlerweile gibt es ein so großes Angebot an Sextoys, Hörspielen, Literatur und Pornos für alle möglichen Vorlieben. Vielleicht brauchst du das alles aber auch gar nicht, weil dir deine Fantasie ausreicht. Wunderbar. Taste dich (wortwörtlich) einfach heran, bleib unvoreingenommen und denk immer daran, wie gesund ein Orgasmus für dich ist.

Ich möchte dich einfach motivieren, mit deinem Körper und deinem Schlaf ein wenig zu experimentieren. Ob du das mit Partner oder Partnerin oder allein machst, sei dir überlassen. Aber wenn du herausfindest, dass Sex oder Masturbation deinen Schlaf positiv beeinflussen können – und die Studienlage sieht ganz klar danach aus –, dann ist das doch eine tolle Sache. Eigentlich würde ich dir am liebsten Masturbation und Sex wie ein Medikament verschreiben. Wenn man doch nur die ganzen positiven Effekte von Sexualität, Sport und guter Ernährung in eine Pille packen könnte …

Wenn du einen Orgasmus hast, werden übrigens unter anderem diese beiden Hormone ausgeschüttet:
- Oxytocin: Das ist vor allem dafür verantwortlich, dass das Cortisollevel, also das Stresslevel, sinkt. Das kann dir das Einschlafen erleichtern.
- Prolaktin: Das ist vor allem für das intensive Erleben des Orgasmus zuständig. Unser Prolaktinspiegel ist außerdem beim Einschlafen und generell beim Schlafen erhöht.

Spannenderweise scheint es so zu sein: Je intensiver der Orgasmus ist (und die subjektiv wahrgenommene Zufriedenheit), gerade bei der Frau, desto höher ist auch der Prolaktinwert.[19] Meine Interpretation ist, dass du durch die vom Orgasmus induzierte Prolaktinausschüttung eine Art künstlichen zirkadianen Rhythmus schaffst, der dich zum Einschlafen bringt und deine Schlafqualität verbessert. Das Oxytocin kann zusätzlich zum Entspannungsmodus beitragen – und wie du weißt: Entspannt schläft man besser ein.

Die eben erwähnte Studie finde ich schon spannend, sie ist aber durch die individuelle Bewertung der Teilnehmenden vielleicht auch nicht ganz objektiv. Schauen wir uns daher noch eine andere Studie an: Hier haben die Forscherinnen und Forscher untersucht, inwieweit Prolaktin (als objektiv messbarer Parameter) während des Geschlechtsverkehrs und des Orgasmus ausgeschüttet wird.[20] Dafür wurden insgesamt zehn Paare untersucht, die jeweils vier Sitzungen hatten, zwei experimentale und zwei Kontrollsitzungen. Jede davon konzentrierte sich auf einen der beiden Partner. Es gab eine männliche und eine weibliche Sitzung. Während der männlichen Experimentsitzung lag der männliche Partner passiv auf einem Bett vor einem Videobildschirm. Die weibliche aktive Partnerin saß daneben. Bei der weiblichen Experimentsitzung war es umgekehrt. Die Experimentalsitzung bestand aus der Betrachtung von drei Videosequenzen, die jeweils 20 Minuten dauerten. Der erste und der letzte Teil waren langweilige Dokumentarfilme, der mittlere war ein Porno. Während der ersten zehn Minuten stimulierte der aktive Partner den passiven sexuell, anschließend hatten sie Sex bis zum Orgasmus des passiven Partners.

Die Passivität ist hier ein entscheidender Aspekt, weil man ja sonst sagen könnte: Wenn beide so richtig Gas gegeben haben, vielleicht ging es dann gar nicht um ein Hormon, das ausgeschüttet wurde, sondern um Sport. Deshalb war es wichtig, dass alle körperlichen Bewegungen während des Sex vom aktiven Partner ausgeführt wurden, um sicherzustellen, dass die endokrinen Veränderungen beim passiven Partner, also die Veränderung der Hormone, nur auf den Sex und den Orgasmus zurückzuführen waren. Währenddessen wurde kontinuierlich Blut abgenommen. Da steckte also eine Nadel im Ellenbogen. Zugegeben, etwas unerotisch ...

Alle Teilnehmenden haben innerhalb der vorgesehenen zehn Minuten einen Orgasmus gehabt. Das ist wirklich beeindruckend. Und einen Orgasmus-Gap – es gibt Statistiken, die besagen, dass Männer beim Sex wesentlich häufiger einen Höhepunkt erleben als Frauen[21] – gab es hier auch nicht. Anscheinend sind die Leute, die sich für so ein Experiment bereit erklären, sehr offen. Oder einfach Maschinen im Bett.

Die Blutproben ergaben, dass das Prolaktin im Plasma bei den Probanden nach dem Orgasmus rapide anstieg – und es blieb auch eine Stunde danach bei beiden Geschlechtern über den Ausgangswerten, wobei der Wert bei den Frauen sogar noch höher war. Du siehst also: Ein Orgasmus am Abend kann dir das Einschlafen erleichtern und versüßen!

Besser schlafen durch Ursachenforschung

Eine Sache ist mir wichtig, weil sie selten betont wird. Wahrscheinlich wird dir keine Firma, die dir Schlaf-Supplements andrehen will, verraten: Einer der Hauptgründe für schlechten Schlaf ist die Art und Weise, wie du deinen *Tag* verbringst. Wie du nachts schläfst, repräsentiert, was du im wachen Zustand gemacht hast.

All das, was du tagsüber erlebst – Freude, aber auch Trauer, Probleme auf der Arbeit, Streit mit dem Partner oder der Partnerin, Sorgen, Unzufriedenheit mit dir selbst, Zukunftsangst, Zweifel bei der Erziehung der Kinder, Prüfungsstress, Konflikte, Geldsorgen –, hat maßgeblichen Einfluss darauf, wie du nachts Ruhe findest. Oder anders formuliert: Ob wir im Reinen mit uns sind oder nicht, beeinflusst unseren Schlaf.

Die Tipps, die ich dir bisher gegeben habe, sind wissenschaftlich belegt und können dir bestimmt helfen. Sie haben aber auch ihre Grenzen. Wenn du merkst, dass dir trotz allem die nächtliche Erholung fehlt, dann solltest du Ursachenforschung betreiben. Ich will es dir mit einem Beispiel verdeutlichen: Du hast Rückenschmerzen und nimmst eine Schmerztablette. Allerdings behandelst du damit nur das Symptom und nicht die eigentliche Ursache für den Schmerz. Diese könnte zum Beispiel sein, dass deine Rückenmuskulatur zu schwach ist. Oder dass du zu viel sitzt. Mit den Schmerzmitteln geht es erst einmal besser – sie haben also absolut ihre Daseinsberechtigung. Für den Moment kann es daher auch wirklich eine gute Entscheidung sein, ein Schmerzmittel zu nehmen. Allerdings geht die Ursache dadurch eben nicht weg. Und das ist doch das, was wir langfristig anstreben sollten: rundum gesund zu sein, statt nur kurzfristig Symptome zu unterdrücken.

Das gilt besonders auch für unseren Schlaf, weil er eine so zentrale Rolle für unsere Gesundheit hat: Wenn du also regelmäßig nicht schlafen kannst oder dich morgens nicht ausgeruht fühlst, dann stell dich bei deinem Arzt oder einem Psychologen vor. Reflektier (gegebenenfalls mithilfe von Experten), was in deiner wachen Welt los ist. Überleg, wie du dein Leben verändern oder in andere Bahnen lenken könntest, damit du besser schläfst.

SPRECHSTUNDE

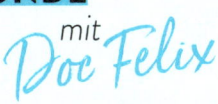
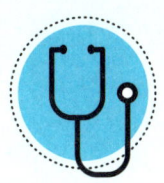

Können wir uns schlank schlafen?

Ich werde immer wieder gefragt, ob das tatsächlich funktionieren kann mit dem Schlankwerden im Schlaf. Dazu gibt es eine spannende Studie.[22] Deren Ausgangslage ist die These, dass zu wenig Schlaf zu Fettleibigkeit führen kann. Ich drehe das jetzt mal um und frage positiv orientiert: Kann genügend oder viel Schlaf denn auch zu Schlankheit führen? Das wäre doch super, wenn du nicht mehr aufs Laufband müsstest, sondern einfach nur ein bisschen länger schlafen, um abzunehmen. Die Studie lief über sechs Jahre, 80 Teilnehmer waren involviert. Gruppe A bekam eine individuelle Schlafhygiene-Beratung. Ziel war es, ihre Schlafzeit von sechseinhalb Stunden in der Nacht auf achteinhalb zu verlängern. Gruppe B hat an ihrem Schlaf nichts verändert.

Herausgekommen ist, dass Gruppe A es tatsächlich geschafft hat, die Schlafzeit um 1,2 Stunden pro Nacht zu verlängern. Dadurch hat sie tagsüber weniger Kalorien zu sich genommen. Im Schnitt haben die Mitglieder der Gruppe A so fast ein Kilogramm Fett verloren. Denn jede einstündige Verlängerung der Schlafdauer war mit einem Rückgang von 162 Kilokalorien verbunden. Die Teilnehmer aus Gruppe B, also der Kontrollgruppe, sind währenddessen (noch) dicker geworden. Nun ist es so, dass viele Menschen im Laufe ihres Lebens dicker werden. Aber wenig Schlaf scheint dies zu begünstigen. Was ich an dieser Studie interessant finde: Es gab keinen Effekt in dem Sinne, dass man durch das Schlafen mehr Energie verbraucht hat. Es geht wirklich nur darum, dass man tagsüber weniger Kalorien zu sich nimmt, weil man eben länger schläft.

Hormone könnten hier eine zusätzliche Rolle spielen – die Studienlage ist diesbezüglich aber noch unklar. Es geht dabei um Ghrelin und Leptin, die uns hungrig beziehungsweise satt machen. Wenn wir zu wenig schlafen, nimmt Leptin ab und unser Hungerhormon Ghrelin gewinnt die Oberhand.

Wie kann ich schneller einschlafen?

Hier kommen meine Lieblingstipps, die mir – und dir ab heute hoffentlich auch – dabei helfen, die Schlaflatenz zu verringern, also schneller einzuschlafen:

1. Hör ein Hörbuch, das du schon kennst. Das ist mein ganz persönlicher Tipp, der nicht wissenschaftlich bewiesen wurde. Manchmal kann ich nicht gut einschlafen, weil meine Gedanken zu wild umherkreisen. Wenn ich mich auf ein beruhigendes Hörbuch konzentriere, kann ich nicht gleichzeitig grübeln.
2. Progressive Muskelentspannung. Sie ist wissenschaftlich belegt und einfach umzusetzen: Spann deine Muskulatur an. Wenn du möchtest, alle Muskeln auf einmal. Du kannst aber auch einzelne Muskeln nacheinander anspannen. Danach entspannst du sie wieder. Das Ganze wiederholst du ein paarmal. Du wirst merken, dass sich sowohl die körperliche als auch die geistige Anspannung löst, dein Blutdruck sinkt und du insgesamt ruhiger wirst.
3. Die 4-7-8-Atemtechnik. Atme aus, bis deine Lungen entleert sind. Dann atmest du vier Sekunden lang ein, hältst die Luft für sieben Sekunden lang in deiner Lunge und atmest acht Sekunden lang kräftig aus. Auch das wiederholst du ein paarmal. Diese Methode ist übrigens ebenfalls bei Angstzuständen sinnvoll. Vor allem hilft sie dir aber beim Einschlafen dabei, dich zu entspannen.

ISS DICH GLÜCKLICH

Als ich mir irgendwann meine Schulbrote selbst schmieren musste, wurde mir ganz schnell klar: Ich werde mein Essen von nun an in der Mensa kaufen. Ich war einfach viel zu faul. Und was gab es dort einigermaßen zuverlässig? Laugenstangen! Die waren ganz okay, aber auch nicht richtig großartig. Bei einer Laugenstange sagt doch keiner: Die finde ich so unfassbar lecker, da gönne ich mir jetzt eine. Aber ich bin eben ein Kind der Neunziger – und damals war Fett komplett verteufelt. Und so eine Laugenstange hat nun mal kaum Fett. Aber ehrlich gesagt auch sonst nicht viel Gutes, was ich hier aufzählen könnte: Salz, Zucker und Weißmehl.

Worauf ich mit meiner Laugenstange hinauswill? Es ist so: Wir alle essen im Alltag viel zu oft Sachen, die vielleicht ganz okay sind, aber nicht wirklich lecker und auch nicht wirklich gesund. Meistens aus Mangel an Alternativen, weil wir gerade nichts anderes haben oder immer zu Gewohntem greifen[1], wenn der Hunger riesengroß ist. Ehe wir uns versehen, stehen wir beim Bäcker um die Ecke und hören uns sagen: »Eine Laugenstange, bitte.« Und nur Stunden später warten wir in der Schlange irgendeiner Pommesbude.

Dabei glaube ich fest daran, dass sich die allermeisten Leute gesund ernähren wollen. Klar finden die meisten es auch super, sich hin und wieder Alkohol und Fastfood zu gönnen (mich übrigens eingeschlossen!). Dagegen ist auch gar nichts zu sagen, weil der Körper uns solche Ausnahmen verzeiht. Langfristig können wir unser Leben mit gesunder Ernährung aber viel mehr genießen. Dieses Wissen ist auch tief in uns verwurzelt – genauso wie der Wunsch, unseren Körper zu bewahren und zu schützen.

Aber dann kommt eben das Leben dazwischen, und im Alltag ist es nun mal nicht immer leicht, sich gesund zu ernähren. Ich habe auch erst nach meiner Schulzeit begriffen, wie ich das für mich lösen kann. Bis dahin habe ich ständig ungesundes Zeug gekauft und in mich hineingestopft, einfach weil es bequemer war und ich es nicht besser wusste. Das Großartige aber ist, dass es überhaupt keine Raketenwissenschaft ist, sich gesund zu ernähren. Und dass man dann manchmal sogar so richtig über die Stränge schlagen darf.

Mit meinen Feel-good-Ernährungsregeln wird es auch für dich superleicht, etwas für deinen Körper und deine Gesundheit zu tun. So wirst du dich schnell viel besser fühlen!

MEINE FEEL-GOOD-ERNÄHRUNGSREGELN

1. If you fail to plan, you are planning to fail

Dieser schlaue Satz ist nicht etwa von mir, man schreibt ihn niemandem Geringeren als Benjamin Franklin zu, einem der Gründerväter der Vereinigten Staaten von Amerika. Auf Deutsch heißt das: Wenn du daran scheiterst zu planen, planst du zu scheitern. Bei Franklin ging es da um große Politik. Mir geht es um gute Essensplanung. Ich kann mir vorstellen, dass du jetzt gerade mit den Augen rollst. Essen im Voraus zu planen, das klingt anstrengend. Aber was, wenn ich dir sage, dass ich das genauso handhabe? *Meal Prepping* ist dabei das Zauberwort. Es bedeutet, dass man Mahlzeiten für die nächsten Tage vorkocht. Oder dass man zumindest so schlau vorbereitet, dass alles ganz schnell geht.

Wenn man das Prinzip einmal verinnerlicht hat, ist das supereinfach! Ich mache das beispielsweise mit Salat. Den wasche ich für drei, vier Tage vor, so lange hält er sich im Kühlschrank. Davon kann ich mir dann immer etwas in eine kleine Schüssel abfüllen – und die nehme ich überall mit

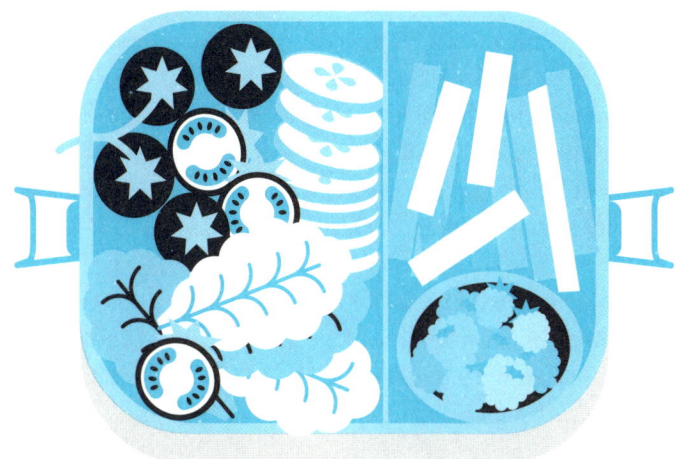

hin und futtere los, wenn ich Hunger bekomme. Wichtig ist, das Dressing in eine extra Box zu füllen, sonst weicht der Salat durch. Und ja, eigentlich hasse ich es, Salat zu schnippeln und das Dressing anzurühren. Beides macht mir keine Freude. Aber ich mache es ja nur zweimal in der Woche, und dann ist die Sache auch wieder gut. Mittlerweile bin ich sogar richtig kreativ geworden. Da kommen auch mal Himbeeren rein. Früher fand ich diese Kombinationen aus süß und herzhaft sehr seltsam, heute finde ich sie genial. Mit Samen und Kernen obendrauf wird der Snack dann richtig gut – und gesund obendrein.

Es ist merkwürdig, dass so viele Leute zwar eine Menge Zeit in ihren Job stecken, aber keinen Aufwand für die eigene Gesundheit und die der Familie betreiben. Wir alle müssen Prioritäten setzen, aber Ernährung ist nun einmal ein ganz zentraler Teil unseres Lebens. Sie ist ja nichts anderes als das Öl und Benzin unseres Körpers, ohne die er nicht funktionieren kann! Leider achten viele Leute (gerade Männer) oft mehr auf die Qualität ihres Autoöls als auf ihre Ernährung. Aber mit *Meal Prepping* ist ein gesunder Umgang mit ihr sehr viel leichter, als die meisten denken.

Wenn wir unser Essen vorbereiten, essen wir tatsächlich auch vielseitiger. Das zeigt eine Studie aus Frankreich mit über 40 000 Menschen:[2] Insgesamt 57 Prozent der Teilnehmer gaben an, zumindest gelegentlich Mahlzeiten zu planen. Und diejenigen, die Mahlzeiten planten, wiesen insgesamt eine größere Lebensmittelvielfalt auf. Bei Frauen war die Planung der Mahlzeiten außerdem mit einer geringeren Wahrscheinlichkeit verbunden, übergewichtig und fettleibig zu sein. Bei den Männern war der Zusammenhang nur bei der Fettleibigkeit signifikant.

Es wird insgesamt Zeit, dass wir für unser Leben und unsere Gesundheit Verantwortung übernehmen – und nicht McDonald's die Schuld dafür geben, dass wir zu häufig Burger essen. Das ist natürlich drastisch formuliert, ich weiß. Aber man muss eben die Fallen kennen, in die man tappen kann – auch wenn sie sich beim Bahnhofsbäcker in Form scheinbar harmloser Laugenstangen verstecken. Gute Vorbereitung ist deshalb alles. Es gibt so viele großartige natürliche Lebensmittel. Manche sind sogar schon fertig, die muss man nur mitnehmen und kann sie immer sofort essen: Äpfel, Birnen, Bananen, Karotten und Gurken, um nur ein paar zu nennen. Mein Salat war natürlich nur ein Beispiel. Es ergibt genauso viel Sinn, auch Hauptgerichte vorzubereiten. Letztendlich geht es darum, dass immer dann, wenn sich der Hunger meldet, ein gesundes Essen parat ist. Denn seien wir mal ehrlich: Die meisten von uns haben nicht die Disziplin (mich unbedingt eingeschlossen), Hunger auszuhalten. In diesen Momenten können wir den Verlockungen nicht widerstehen, was nur menschlich ist. Die einzige Waffe, die wir hier haben, ist eine gute Vorbereitung.

2. Vergiss alle Diäten – für immer

Was schießt dir durch den Kopf, wenn du das Wort Diät liest? Ziemlich sicher: Verzicht. Und Verzicht ist etwas Schlechtes, da muss man sich anstrengen und kann nicht genießen. Diäten macht man auch nur für einen bestimmten Zeitraum – und kehrt danach wieder zum Zustand von davor zurück. Und genau das ist der Grund, warum Diäten nicht funktionieren können. Denn Ernährung ist kein Sprint. Wie wir essen, ist eher ein Marathon, genau genommen sogar etwas Lebenslanges. Zugegeben, auch Marathon klingt sehr anstrengend, das sollte unsere Ernährung natürlich nicht sein! Mit meinen Tipps wird sie das aber auch nicht. Deswegen denk jetzt bitte nicht an einen Laufmarathon, sondern an einen Serienmarathon. Und je länger er geht, desto besser!

Dass Ernährung kein Sprint ist, wird übrigens umso deutlicher, wenn man sich einmal anschaut, was der Begriff Diät eigentlich meint. Er kommt nämlich aus dem Altgriechischen und bedeutet nicht etwa »mal kurz anders essen als sonst und dann wieder zu alten Gewohnheiten zurückkehren«. Nein, Diät heißt übersetzt »Lebensweise«.

Bei der Ernährung geht es eben darum, dass du dich fragst, wie du leben möchtest. Und darum, ein gesundes Essverhalten zu entwickeln, mit dem du langfristig körperlich und emotional gut klarkommst. Frag dich also, wie du es für die nächsten dreißig Jahre schaffen kannst, eine Ernährungsweise zu finden, die dich physisch und psychisch befriedigt – die aber gleichzeitig gesund ist. Der einzige Grund, warum ich hier »aber« geschrieben habe, ist der, dass gesundes Essen und leckeres Essen für dich vielleicht nicht das Gleiche sind. Für mich allerdings ist gesundes Essen sogar sehr viel geiler als ungesundes (ein paar Ausnahmen gibt es natürlich), und wenn du meine Tipps anwendest, wird es dir genauso gehen!

3. Verzichte, wenn Essen ungeil ist

Du kennst doch sicher auch diese Grillabende, an denen es gefühlt Jahre dauert, bis der Grill angeschmissen wird. Alle haben schon riesigen Hunger und fangen daraufhin an, das Weißbrot zu futtern. Das ist zwar alles andere als besonders lecker, liegt da aber halt so herum. Du hast Hunger, und es gibt keine Alternative.

Hinterher ist es dann immer ein bisschen schade, denn wenn das gute Fleisch, die Veggie-Würstchen oder auch das gegrillte Gemüse fertig sind, hat man sich den Bauch schon mit dem trockenen Brot vollgeschlagen. Dasselbe passiert im Restaurant, wenn da am Anfang ein Korb mit Brot gereicht wird. Da fängt man aus Verlegenheit an zu knabbern, obwohl es oft nach nichts schmeckt. Man muss wirklich nicht Jamie Oliver sein, um zu erkennen, dass trockenes Brot nicht geil ist. Da kann man auch gleich zu Hause essen. Ich weiß aber genau, es ist trotzdem eine gehörige Portion Disziplin nötig, das Brot im Lokal oder beim Grillabend links liegen zu lassen und auf das eigentliche Essen zu warten. Denn man hat ja gleichzeitig auch das Gefühl, dass es richtig ist zu essen, was da ist, weil man natürlich und völlig zu Recht kein Essen wegschmeißen möchte.

Aber wir müssen uns, wenn wir gesund leben wollen, davor bewahren, etwas zu essen, was eigentlich gar nicht schmeckt – einfach nur, weil es nun mal da ist. Der Trick ist, sich zu fragen, ob das jetzt wirklich lecker ist oder ob man nur aus Langeweile zugreift. Und ob man es nicht eventuell noch ein bisschen aushalten kann, bis der Salat, die Suppe oder der Hauptgang kommen. Versteh mich nicht falsch, auch Weißbrot kann extrem lecker sein, wenn es sehr frisch ist, vielleicht noch warm, wenn es nach Röstaromen duftet und leicht dampft … mhhhhh. Aber wie häufig essen wir das? Und wie häufig essen wir das halb vertrocknete, zähe, zu dick geschnittene Brot, das wir nur mit viel Wasser runterbekommen?

Dasselbe gilt auch für Pommes. Ich liebe Pommes, sie sind wirklich eine meiner Leibspeisen. Aber nur, wenn sie so richtig heiß und knusprig sind. Wenn ich mir mal etwas gönnen möchte, dann geht wirklich NICHTS über gute Fritten. Und dann genieße ich sie auch richtig. Diesen bewussten Genuss finde ich total wichtig: Wenn wir uns mal was Ungesundes erlauben und schlemmen, sollten wir das auch feiern. Jetzt ist es aber so: Bestellst du Pommes beim Lieferdienst, dann kommen sie nie heiß an, sondern in den allermeisten Fällen kalt – und weich. Also nicht gerade schmackhaft. Und da frage ich dich: Warum solltest du etwas essen, was nicht wirklich großartig schmeckt und zudem nicht gesund ist? Es ergibt einfach keinen Sinn. Deshalb ist meine Regel: Pizza, Fritten, Burger sind von Zeit zu Zeit erlaubt. Aber nur, wenn sie wirklich richtig gut schmecken und mit Liebe zubereitet wurden. Sobald sie nur so lala sind, lässt man besser die Finger davon.

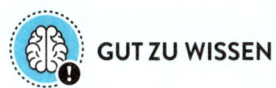 **GUT ZU WISSEN**

Hier noch ein paar allgemeine Tipps gegen Heißhunger: Minze hilft. Du könntest etwa ein Glas Wasser mit frischen Minzblättern trinken. Damit kannst du die Zeit überbrücken. Warum das wirkt? Das weiß man tatsächlich nicht genau, aber experimentier mal. Hast du nach dem Zähneputzen richtig Hunger? Vermutlich nicht. Ebenso ist es mit Pfefferminzbonbons.

Auch Grüntee kann helfen: Er enthält nämlich Bitterstoffe, die ebenfalls unseren Appetit zügeln können. Und, apropos Bitterstoffe, mein Favorit: Schokolade mit einem hohen Kakaoanteil. Du kennst es vielleicht, dieses Verlangen nach Schokolade, das auch nicht durch andere Süßigkeiten wie Gummibären gestillt werden kann, wir BRAUCHEN dann Schokolade. Hier hilft welche mit einem hohen Kakaoanteil, ich empfehle einen über 80 Prozent. Zugegeben, da muss man sich erst mal dran gewöhnen, weil für uns die zu Süße verarbeitete »Karies-Schokolade« normal ist, die gar nicht mehr viel mit dem Geschmack der ursprünglichen Kakaopflanze zu tun hat. Wenn wir uns aber an die »Original-Schokolade« gewöhnt haben, brauchen wir nur ein kleines Stück, um unser Verlangen zu stillen. Versprochen.

4. Erkenn Lebensmittelfallen

Jetzt kommt mein Lieblingsbeispiel von einem Lebensmittel, bei dem viele denken, sie würden sich doch etwas Gutes tun – das Gegenteil ist aber der Fall: Fruchtjoghurt. So ein Fruchtjoghurt ist voller Zucker. Und nicht voll mit Frucht!

Was kann man stattdessen essen? Lieber Naturjoghurt, Natur-Skyr oder Quark in den Einkaufswagen packen und dann selbst Früchte reinschnippeln. Himbeeren, Ananas oder Mangos sind ja von sich aus schön süß. Das liegt daran, dass sie natürlich auch Zucker enthalten, aber erstens in viel geringeren Mengen als verarbeitete Lebensmittel, und zweitens sind Früchte zusätzlich voller wertvoller Bestandteile wie Ballaststoffe und Vitamine. Wer es noch süßer braucht, greift am besten zu einem der unzähligen kalorienarmen Geschmackspulver, Süßstoffe oder Süßungsmitteln, die mittlerweile im Supermarkt angeboten werden. Mit denen kannst du tolle Kreationen zaubern. Ich kenne ein Pulver, das schmeckt sogar nach Fruchtzwergen!

Honig und Agavendicksaft sind übrigens keine idealen Alternativen, wenn du Zucker sparen möchtest, das solltest du dir klarmachen. Honig ist zwar ein Naturprodukt, allerdings besteht er zu etwa 80 Prozent aus Zucker. Er hat daher auch einen erheblichen Einfluss auf den Blutzuckerspiegel und auf Karies. Geschmacklich allerdings ist er etwas süßer als Zucker, deshalb braucht man weniger, um den gleichen Grad an Süße zu erreichen. Und: Anders als purer Zucker beinhaltet Honig immerhin zusätzlich viele Vitamine und Mineralien (unter anderem Vitamin C, Vitamin B_1, Vitamin B_2-komplex, Magnesium, Calcium und Kalium), die positiv auf unseren Körper wirken. In Maßen ist Honig also absolut okay.

Agavendicksaft kennt man als vegane Alternative zu Honig. Die Agave ist eine Kaktusart, deren Saft abgefangen und zu Dicksaft gekocht wird. Er hat ebenfalls eine höhere Süßkraft als Zucker, weil er zu 70 bis 90 Prozent aus Fruchtzucker besteht: 100 Gramm Agavendicksaft entsprechen demzufolge etwa 125 Gramm raffiniertem Zucker. Man braucht also wie beim Honig weniger davon, Agavendicksaft hat aber dennoch insgesamt viele Kalorien und fördert Diabetes, Übergewicht – und natürlich auch Karies. Die klassischen Probleme des Zuckers sind hier also ebenfalls angelegt. Deshalb sollte man auch damit sparsam umgehen.

Also: Naturjoghurt, frisches Obst, eventuell Haferflocken und Geschmackspulver. Fertig ist ein tolles Gericht. Da ist wenig Zucker drin, dafür viele Vitamine, Proteine und Calcium, und es schmeckt sogar noch leckerer als Fruchtjoghurt. Wirklich, der sollte aus meiner Sicht verboten werden. Warum solltest du etwas essen, das schlechter schmeckt, mehr Zucker enthält, weniger Nährstoffe, aber dafür teurer ist?

Eine weitere Falle ist das Kaufen von Obst, das man nie isst. Lange war ich selbst ein Spezialist darin, ein richtiger Alibi-Obstkäufer: Ich kaufte

Äpfel und legte sie zu Hause hübsch in eine Schale. Dann sagte ich allen: »Schau doch mal, ich habe Obst in der Küche stehen« – und fühlte mich richtig gut dabei. Das Traurige ist aber, dass ich die Äpfel dann nicht anrührte. Die blieben da liegen, bis sie schlecht wurden und weggeworfen werden mussten. Und dann stiefelte ich los und kaufte neue. Ich hatte dabei zwar ein gutes Gefühl, weil ich günstiges Obst aus der Region kaufte, aber das bringt natürlich gar nichts. Viel besser wäre es, wenn wir alle nur das Obst kaufen würden, das wir auch wirklich essen. Notfalls auch Ananas, Trauben oder Beeren. Die sind dann vielleicht etwas teurer als der Apfel. Aber dafür schmeißen wir sie nicht weg.

5. Lass dich nicht von deinem Gehirn austricksen

In unserem Gehirn gibt es, so kommt es einem manchmal vor, unterschiedliche Areale fürs Geldausgeben – ich meine das psychologisch und nicht anatomisch. Ein Areal für Gesundheit, eines für Shoppen, eines für Freizeit, eines für Urlaub und so weiter. Leider ist das für Gesundheit besonders klein. Was ich sagen will: Wir haben meist überhaupt kein Problem damit, für einen Cocktail 10 Euro auszugeben. Wir würden aber niemals für frisches Obst oder einen Rückenkurs einen vergleichbaren Betrag bezahlen wollen. Da sagen wir dann: »Das gibt das Budget nicht her.« Beispielsweise geben wir auch für Urlaub lieber und mehr Geld aus als für Weiterbildungen. Klar, im Urlaub wird eben auch jede Menge Dopamin ausgeschüttet: Ferien, Alkohol, Fastfood – sie alle gehören in unser »Spaß-Budget«.

Vielleicht haben wir auch ein Ungerechtigkeitsgefühl, weil wir denken: Gesundheit und Bildung müssen umsonst sein. So war es ja auch immer in der Schule und in unserem Gesundheitssystem. Wir denken, Geld sei zum Belohnen da und nicht für Dinge, die wir (leider) für viel zu selbstverständlich halten. Das erinnert mich daran, dass mir meine Oma, als ich noch ein Kind war, manchmal das beste Geschenk gemacht hat, das sich ein Kind nur wünschen konnte: Bettwäsche … Darüber habe ich mich damals nicht besonders gefreut, denn ich wollte Spielzeug haben und keine Bettwäsche oder Kleidung. Mittlerweile weiß ich aber natürlich, dass auch Bettwäsche und Kleidung Geld kosten und nicht selbstverständlich sind und dass meine Oma aus einer Zeit kommt, in der es Luxus war, in einem sicheren, gemütlichen Bett zu schlafen. Seither weiß ich solche scheinbaren Selbstverständlichkeiten viel mehr zu schätzen.

Lass dich also nicht von deinem Gehirn austricksen und mach dir klar, wie wichtig gesundes Essen für dich ist – und sei dementsprechend auch bereit, für Obst und Gemüse mehr auszugeben. Dafür kannst du vielleicht in deiner Vorstellung den Spaßtopf, in dem auch das Geld für ungesunde Sachen steckt, ein bisschen verkleinern. Dein Körper und deine Gesundheit werden es dir danken!

6. Iss überwiegend gesund

Ich habe eine richtig gute Nachricht: Bei gesunder Ernährung muss man nicht mal die 100 Prozent schaffen. Wenn du es hinkriegst, dich zu 80 Prozent gesund zu ernähren, dann kannst du mit den restlichen 20 Prozent eigentlich machen, was du willst – zum Beispiel ungesunde Sachen wie Fastfood essen und Süßkram naschen. Und das ohne schlechtes Gewissen! Diese 80-zu-20-Regel habe ich für mich aufgestellt. Die ist nicht wissenschaftlich erforscht, aber für mich persönlich ein guter Richtwert, um überwiegend gesund zu essen. Probier das doch mal aus!

Viele Menschen haben ja gleich ein schlechtes Gewissen, wenn sie nur mal an einem Glas Wein riechen oder Zucker auch nur angucken. Dabei bekommt man davon nicht gleich Diabetes! Ich würde dir aber empfehlen, deinen persönlichen Einflussbereich möglichst groß zu halten. Wenn du zu Hause bist, lebst du nach den 80 Prozent – ernährst dich also natürlich, frisch und gesund. Und wenn du mit deinen Freundinnen und Freunden ausgehst, machst du dir keinen Kopf um die Ernährung. So lautet auch meine persönliche Regel: Zu Hause möglichst gesund. Anderswo ist mir alles egal. Das funktioniert sehr gut, allerdings nur, wenn man nicht zu häufig auswärts isst. Was bei mir aber nicht der Fall ist. Wenn du jedoch viel unterwegs bist, musst du natürlich Systeme schaffen, damit du dich auch unterwegs zu 80 Prozent gesund ernähren kannst, zum Beispiel eben durch *Meal Prepping* oder indem du gesunde Restaurants auswählst oder zumindest immer viel Salat und Gemüse bestellst.

Wichtig ist, so viele unverarbeitete Lebensmittel wie möglich und viel Obst und Gemüse zu essen sowie aufs Rauchen ganz und auf Alkohol (mit wenigen Ausnahmen) zu verzichten.

7. Bleib experimentierfreudig

Die Art und Weise unserer Ernährung hat viel mit unserem Elternhaus zu tun. Es geht natürlich schon in der Kindheit los: Das Kind ist satt. Die Eltern sagen ihm, dass es aufessen soll. Denn nur so gibt es am nächsten Tag schönes Wetter. Was ist das eigentlich für ein Quatsch? Oder aber es wird mit dem Nachtisch gelockt: Wenn du aufgegessen hast, kriegst du noch ein Eis. Dabei sollte man doch eigentlich früh genug lernen, nicht weiterzuessen, wenn man keinen Hunger mehr verspürt. In uns stecken aber nicht nur diese Ernährungsglaubenssätze von früher. Wir ernähren uns häufig auch einfach so (natürlich nicht alle Menschen!), wie unsere Eltern uns das vorgemacht haben – und kaufen genau dieselben Produkte. Darum sollten wir uns im Supermarkt genau beobachten.

Meine beste Freundin hat mich mal bei mir zu Hause besucht. Da habe ich gerade eine Schale Heidelbeeren gefuttert. Sie meinte dann, dass sie die noch nie in ihrem Leben pur gegessen hätte, sondern sie nur als Marmelade, in Kuchen oder Muffins kennen würde. Dazu müsst ihr Folgendes wissen: Sie und ich haben als Jugendliche Pringles-Chips geliebt. Wir hatten so einen richtigen Spleen und sammelten aus jedem Land die verschiedenen Sorten, die es in Deutschland nicht zu kaufen gab. Immer wenn ich im Urlaub war, habe ich ihr eine Dose Pringles mitgebracht – und sie mir umgekehrt genauso. Diese Tradition führe ich bis heute fort, letztens habe ich auf Mallorca eine völlig schräge Sorte gefunden: Seetang! Sie hat sich wahnsinnig gefreut. Also aufgrund der Geste, die Chips schmeckten eher seltsam. Halt nach Seetang ...

Jedenfalls frage ich mich schon, wie es eigentlich sein kann, dass so viele von uns sich einerseits offensichtlich für Lebensmittel interessieren und beispielsweise Süßigkeiten von überall auf der Welt importieren, auf der anderen Seite aber Obstsorten nicht kennen. Uns fehlt immer häufiger der Bezug zu den Lebensmitteln. Wir kaufen die abgepackten und verarbeiteten Produkte, die im Supermarkt angeboten werden. Mit den ursprünglichen Lebensmitteln haben sie gar nicht mehr viel zu tun. Mein Tipp ist daher: Bleib experimentierfreudig – und ahm ernährungstechnisch nicht zwanghaft das Leben deiner Eltern nach. Wenn da nie Passionsfrucht oder Mango auf dem Tisch standen, dann probier das unbedingt mal aus. Und nimm dir bei jedem Einkauf vor, mal ein Stück Obst oder Gemüse mitzunehmen, das du nicht kennst. Denn wenn du immer die gleichen Sachen einkaufst, wirst du einiges verpassen, was die Welt der frischen Lebensmittel dir und deiner Gesundheit zu bieten hat.

Und noch was: Solltest du einen Balkon oder Garten haben, dann versuch doch vielleicht sogar mal, Erdbeeren oder Tomaten anzubauen oder Kräuter selbst zu ziehen – das geht sogar auf der Fensterbank. Das Erlebnis, dein Essen zu pflanzen, es wachsen zu sehen und dann zu ernten, kann ein richtiger Gamechanger sein! Auch wenn es nur Kresse oder Schnittlauch ist, die du dir über dein Essen streust. Als wärst du Jamie Oliver höchstpersönlich. Es wertet einfach jede Mahlzeit auf, wenn man sie mit frischen Kräutern garniert. Sieht sofort aus wie auf Instagram.

8. Konditionier dich um

Wir machen uns mit ungesunden Lebensmitteln häufig etwas vor. Wir essen sie, um uns zu belohnen. Ich finde Genuss mit der Konditionierung auf ungesunde Produkte ziemlich schwierig. Wir haben das Gefühl: Wenn ich einen Apfel esse, genieße ich nicht. Und wenn ich einen Apfelkuchen esse, genieße ich. Dabei schmeckt gesundes Essen doch auch total lecker. Wenn nicht sogar noch viel besser als Pizza und Co. Genuss und Gesundheit ergänzen sich! Sich darauf einzustellen geht vielleicht nicht von heute auf morgen. Bei mir hat das auch einige Zeit gedauert. Aber heute genieße ich gesundes Essen sehr.

Essen ist ja nicht nur etwas, was satt macht. Es hat auch eine große emotionale Komponente – etwa weil uns bestimmte Gerichte an Situationen aus der eigenen Kindheit oder an Personen, die wir kennen oder mal kannten, erinnern. Dafür sind zwei Strukturen im Gehirn besonders wichtig: zum einen der Nucleus accumbens, der ein zentraler Teil unseres Belohnungszentrums ist und durch Dopaminausschüttung aktiviert wird, die in Glücksmomenten einsetzt, etwa wenn wir etwas sehr Leckeres essen. Und zum anderen die Amygdala, die ein Kerngebiet des Gehirns und an emotionalen Reaktionen beteiligt ist. Sie speichert auch Gedächtnisinhalte ab, die emotional eingefärbt sind. Und diese Erinnerungen können auch mit Essen, Gesundheit und Spaß verknüpft sein und entsprechend emotional bewertet werden. Jetzt ist es so, dass wir uns seit der Kindheit meist mit ungesundem Essen wie Fastfood oder Süßigkeiten belohnen, das wird dann in der Amygdala so abgespeichert. Manche bekommen sogar etwas zu naschen, wenn sie getröstet werden. Wir sind also auf ungesunde Produkte abgerichtet. Deshalb sollten wir uns neu konditionieren. Wir müssen lernen, dass wir uns auch mit gesundem Essen belohnen können – sonst geraten wir in eine Abwärtsspirale.

Überleg mal, mit welchen weitaus gesünderen Nahrungsmitteln, die du auch toll findest, du dich belohnen kannst. Mir fallen da spontan ein:

1. ein gutes Steak mit Kartoffeln und frischem Gemüse
2. ein edles Stück Fisch
3. eine frische und süße Frucht, die eine tolle Farbe hat

Jetzt bist du dran:

1.
2.
3.

Meine Feel-good-Ernährungsregeln

Wenn es beim nächsten Mal etwas zu feiern gibt oder du dich belohnen möchtest, dann geh ins beste Steakhouse der Stadt. Oder bestell dir Sushi anstatt einer Pizza. Du wirst merken, dass diese Gerichte mindestens genauso lecker sind. Und gesünder sind sie obendrein, du musst also hinterher kein schlechtes Gewissen haben.

Auch beim Thema Dessert kannst du dich neu konditionieren. Viele von uns haben nach einem Hauptgericht sofort Heißhunger auf Süßes. Weil das so gelernt ist: Nach dem Essen gibt es Nachtisch. Nun kannst du dich natürlich dazu bringen, ganz auf das Dessert zu verzichten – oder du isst einfach leckeres Obst, dann hast du auch etwas Süßes – und Gesundes! Mittlerweile findet man im Internet jede Menge tolle Rezepte für zuckerfreie Kuchen und Nachspeisen. Ich empfehle dir zum Beispiel meine leckeren Hafercookies!

9. Tricks deinen Magen aus

Wenn du das Gefühl hast, dass du hin und wieder zu viel isst, gibt es hilfreiche Tricks, die du bei dir selbst anwenden kannst. Dazu musst du verstehen, wie dein Körper bei der Verdauung funktioniert.

Werfen wir dafür zunächst einmal einen genauen Blick auf den Sättigungsprozess. Grundsätzlich sind zwei wichtige Hormone bei der Nahrungsaufnahme beteiligt: zum einen Ghrelin, das Hungerhormon. Es wird in den enterochromaffinen Zellen des Magens und Dünndarms produziert, teilweise auch lokal im Gehirn. Über die Blutbahn gelangt das Ghrelin in den Hypophysenvorderlappen, wo es an einen Rezeptor bindet, der dafür sorgt, dass der Appetit gesteigert wird. Nach dem Essen ist seine Konzentration besonders niedrig. Wenn der Magen hingegen leer ist, wird das Hormon im Körper vermehrt ausgeschüttet. Und zum anderen gibt es Leptin, seinen Gegenspieler. Das ist das Hormon, das uns satt macht. Es meldet dem Körper permanent, wie es um die Energiereserven bestellt ist. Sinkt der Wert, entsteht Hunger. Wenn Essen in den Magen gelangt, zeigt das Hormon dies an und unterstützt das Gefühl der Sättigung. All diese Informationen werden in unserem Gehirn im Hypothalamus verarbeitet.

Wie ich im vorherigen Kapitel bereits erklärt habe: Wer zu wenig schläft, hat ein erhöhtes Risiko, mehr Kalorien zu sich zu nehmen. Möglicherweise kann das damit zusammenhängen, dass bei zu wenig Schlaf mehr Ghrelin als Leptin ausgeschüttet wird. Unser Gehirn bekommt daraufhin ständig die Information, dass wir hungrig sind. Die Folge ist, dass wir mehr essen. Ich kenne das gut von mir selbst: Wenn ich nur kurz schlafe, habe ich morgens einen unvorstellbaren Heißhunger!

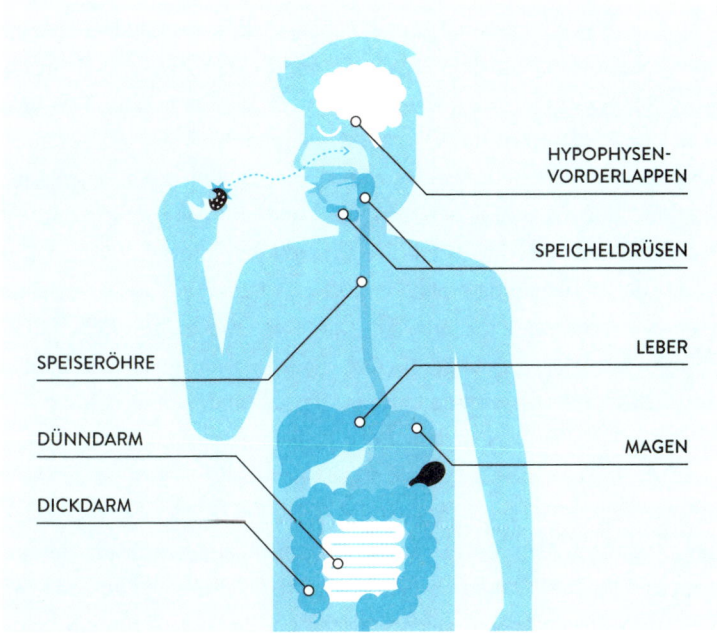

Aber zurück zum Sättigungsprozess. Beginnen wir mit der sogenannten kephalen Phase. Ah, der süße Geruch von frischen Erdbeeren! Allein bei der Vorstellung läuft mir sofort das Wasser im Mund zusammen. Und schon befinde ich mich mitten in der kephalen Phase. Gemeint ist damit die Zeit, *bevor* wir mit der eigentlichen Nahrungsaufnahme beginnen, in der wir uns aber schon mit dem Essen beschäftigen. Die Duft- und Geschmacksstoffe (beim Abschmecken der Suppe beispielsweise) gelangen über Nase und Zunge in unseren Körper. Die Rezeptoren dort geben ans

Großhirn weiter, dass es bald Essen gibt. Das hat dann einen Einfluss auf die Sekretion, also die Ausschüttung der Magensäfte. All die Vorgänge, die vor dem Essen passieren – also Erwartungen, Emotionen, Geschmäcke, Geräusche und Gerüche –, lösen bereits circa 40 bis 45 Prozent der Magensekretion aus. Wir können durch unsere Psyche also wirklich körperliche Reaktionen hervorrufen! In der kephalen Phase wird nicht nur der Appetit angeregt. Wir haben im ersten Moment zwar wirklich mehr Hunger, auf der anderen Seite geht er aber auch schneller wieder weg, wenn wir mit dem Essen begonnen haben. Viele, die für andere kochen, kennen das: Sie sind auf einmal gar nicht mehr so hungrig, wenn dann alle am Tisch versammelt sind und die Mahlzeit beginnen kann. Das liegt nicht nur am Snacken und Probieren während des Kochvorgangs, sondern auch an den verschiedenen Reizen: optischen (zum Beispiel die fruchtig rote Erdbeere), akustischen (unter anderem das Sprudeln des Nudelwassers) und olfaktorischen (wie der Duft von Zimt). Mit diesen sind wir bei der Vorbereitung und beim Kochen konfrontiert und sie machen deinem Gehirn klar: Ich werde hier gerade satt – lange bevor überhaupt Essen in den Magen gelangt. In einer Studie mit jungen Frauen konnte beispielsweise herausgefunden werden, dass allein der Geruch von dunkler Schokolade das Ghrelin reduziert und dadurch satt macht.[3]

Deshalb lautet mein Rat: Koch so oft wie möglich selbst! Bei Fastfood beispielsweise ist es ja so, dass wir auf all die Phasen der Essenszubereitung verzichten. Den Burger baut schließlich ein anderer für uns zusammen. Jetzt mal abgesehen von der Qualität der Nahrung – Fastfood kann uns dazu verleiten, zu viel zu essen, weil die kephale Phase viel kürzer ist. Hätten wir selbst oder jemand bei uns zu Hause die Mahlzeit zubereitet, wären wir durch die sensorischen Reize viel früher satt geworden.

Bei der anschließenden sogenannten gastralen Phase kommt es dann zur tatsächlichen Nahrungsaufnahme und in Folge zur Magendehnung. Wenn wir etwas essen, kauen wir. Erst gelangt das zerkleinerte Essen in die Speiseröhre, dann landet es im Magen. Dieser wird gedehnt. Und natürlich wird auch Magensäure produziert, wenn wir Essen im Magen haben. So weit, so logisch. Die Dehnungsrezeptoren reagieren nun – wie der Name schon sagt – auf die Dehnung. Sie signalisieren unserem Gehirn: Hey da oben, ich bin langsam voll! Unser Sättigungszentrum liegt im Hypothalamus. Wir werden also im Gehirn satt. Hierhin kommen die Signale von Hormonen, Neuronen und den Afferenzen des Magens.

Nun ist es so, und das finde ich sehr spannend, dass ein Mindestvolumen erforderlich ist, um die Magendehnung auszulösen. Es sind etwa 400 Milliliter – bei weniger findet keine Dehnung des Magens statt. Das erklärt, warum wir durch kleine Naschereien leider nicht satt werden. Deshalb ist es besser, eine größere Portion (natürlich gesunder Lebensmittel) zu essen und sich den Griff in die offene Tüte Gummibärchen, die im Büro für alle herumliegt, zu sparen. Was in diesem Zusammenhang auch wichtig ist, vor allem, wenn man nicht nur gesünder leben, sondern auch abnehmen möchte: Verarbeitete Produkte haben eine viel höhere Energiedichte als frische Lebensmittel, das heißt, sie beinhalten deutlich mehr Kalorien bei gleicher Menge. Das Prinzip ist simpel: Ein Apfel ist groß, er füllt den Magen und macht uns satt – hat aber eine geringe Energiedichte und wenig Kalorien. Eine frittierte Apfeltasche eines amerikanischen Schnellimbisses ist hingegen klein, füllt den Magen deshalb nicht und sättigt uns auch nicht, hat aber eine viel höhere Energiedichte als ein frischer Apfel und mehr Kalorien. Unser Körper hat evolutionär nun mal nicht verstanden, dass wir uns auf einmal viel mehr Kalorien gönnen, die aber ein ganz anderes Volumen haben. Und so kommt es, dass Menschen zunehmen. Es gibt nur wenige natürliche Nahrungsmittel, die ein hohes Volumen an Kalorien haben. Das beliebteste Beispiel sind Nüsse, die wahre Kalorienbomben sind. Gemüse, Obst, Salat und Fleisch aber haben alle geringe Energiedichten.

Die Regel lautet: Je länger die Nahrung im Magen bleibt, desto nachhaltiger ist das Sättigungsgefühl. Und die Magenentleerung ist umso langsamer, je konzentrierter die Nährstoffe im Magen vorliegen, also je dickflüssiger der Nahrungsbrei ist. Ich finde, das ist ein spannender Hinweis, denn der Magen muss ja irgendwie zwischen Trinken und Essen unterscheiden. Daher ist eine andere wichtige Empfehlung: Trink die Kalorien nicht! Blöderweise ist es ja so, dass wir nicht nur Wasser zu uns nehmen.

Sondern auch mal einen Frappuccino mit Sahne. Oder Softdrinks. Oder Weißbier. Solche Getränke haben nicht nur selbst viele Kalorien, sondern setzen durch fehlende Ballaststoffe teilweise außerdem unsere natürlichen Sättigungsprozesse außer Kraft, woraufhin wir anschließend mehr essen.

Am stärksten verzögern übrigens Nahrungsfette die Magenentleerung. Fett hat mehr als doppelt so viele Kalorien wie ein Kohlenhydrat oder ein Protein. Ein Gramm Fett hat beispielsweise neun Kalorien, ein Gramm Protein hat vier Kalorien. Und rate mal, wie viele Kalorien ein Gramm Alkohol hat. Ich schreibe es dir ans Ende dieses Kapitels.

Was noch wichtig ist: Wenn nun Zerkautes in unseren Magen gelangt, bekommen wir nicht sofort das Signal, dass der Magen gerade im Begriff ist, sich zu dehnen. Die Hormone, die nach der Nahrungsaufnahme freigesetzt werden, müssen erst noch an ihren Wirkort gelangen. Manche müssen an Nervenzellen andocken, das dauert seine Zeit. Das bedeutet, dass die Sättigung erst versetzt beginnt. Bis unser Gehirn die Signale empfangen hat, vergehen etwa 20 Minuten. Die meisten Menschen haben aber nach zehn Minuten schon ihre Mahlzeit beendet. Deshalb ist ein weiterer Tipp, 20 Minuten vor einer Mahlzeit ein großes Glas Wasser zu trinken, damit sich der Magen schon mal ausdehnt und die entsprechenden Signale versendet. Wer bei Wasser während des Essens bleibt, spart außerdem noch Geld. Denn Wasser aus dem Hahn kostet nun mal fast nichts, jedenfalls im Gegensatz zu Softdrinks, Energydrinks, Cocktails und dem teuren Kaffee to go. Wie du außerdem noch »Magenstretching« betreiben kannst: indem du 20 Minuten vor dem Essen ein wenig Obst, Gemüse oder Salat isst. So hast du direkt schon wieder die nächste Portion gesunde Nährstoffe intus. Und wirst bei der Hauptmahlzeit nicht mehr so viel Hunger haben. Vielleicht kennst du auch den Spruch aus deiner Kindheit, dass du nichts vor der Mahlzeit essen sollst, weil du sonst keinen Appetit mehr hast. Stimmt auch, und genau diesen Mechanismus können wir nutzen!

WIE ICH MICH ERNÄHRE

Abschließend möchte ich dir gerne noch erzählen, wie ich mich seit vier Jahren ernähre. Seither hat sich mein Körper ganz schön gewandelt – ich fühle mich nicht nur frischer und bin gesünder, auch mein Aussehen hat sich verändert, zum Beispiel ist mein Gesicht endlich ein bisschen kantiger geworden. Das Zauberwort lautet Intervallfasten.

Aber vorher muss ich ein wenig ausholen. Der Mensch, wie wir ihn kennen, existiert seit etwa 300 000 Jahren. Heute sind wir aber zum ersten Mal in einer Situation, in der wir jederzeit Zugang zu Essen haben. Wir haben Kühlschränke, Konservierungsmittel, und die Supermärkte sind bis spätabends geöffnet. Problematisch ist, dass wir das auch nutzen. Das tun wir nicht, weil wir einen schwachen Willen hätten. Nein, weil wir darauf gedrillt sind. Unser Körper versucht, immer dann Nahrung zu sich zu nehmen, wenn welche verfügbar ist. Sonst würden wir schließlich verhungern, meint zumindest unser Urinstinkt. Unser Körper ist eben noch der des Steinzeitmenschen, der denkt, dass er für die nächsten zwei Wochen nichts zwischen die Zähne bekommt. Also haben wir ständig den Drang zu essen. Wenn wir ein paar Jahrtausende zurückgehen, als es weder moderne Konservierungsstoffe noch Tiefkühltruhen oder gute Lagerungsmöglichkeiten für Lebensmittel gab, sehen wir, dass es für die Menschen zum täglichen Leben dazugehört hat zu fasten. Nicht weil sie es wollten. Sie mussten. Es war gewöhnlich, an einem Tag ganz viel Fleisch zu essen – und dann wieder lange gar nichts. Eigentlich müssen wir nicht mal so lange in die Vergangenheit gehen. Mein Opa hatte noch mit Hunger zu kämpfen, und das war im 20. Jahrhundert!

Es ist also recht neu in der Menschheitsgeschichte, ständig Nahrung zur Verfügung zu haben. Natürlich hat sich unser Körper dieser Neuerung nicht so schnell anpassen können. Er möchte deshalb immerzu essen, um für die nächste Phase des erzwungenen Fastens gewappnet zu sein.

Weil die Menschen über einen sehr langen Zeitraum hinweg immer wieder gefastet haben, da ihnen nichts anderes übrigblieb, entspricht das Fasten uns also im Grunde genommen. Und ich kann dir sagen: Ich liebe Intervallfasten!

Konkret bedeutet das, dass ich acht Stunden am Tag Nahrung zu mir nehme. Und 16 Stunden nicht. Ich lebe überwiegend mit dieser 16-zu-8-Methode, mache aber auch mal eine Ausnahme und trinke morgens beispielsweise einen Proteinkaffee. Und hin und wieder frühstücke ich auch, mittlerweile habe ich endlich ein gutes Körpergefühl entwickelt.

Für mich ergibt Intervallfasten auch deshalb total viel Sinn, weil ich es großartig finde, mir manchmal den Bauch vollzuschlagen. Wenn ich dann auf der Couch sitze und so vollgefressen bin, dass ich nicht mehr aufstehen möchte, empfinde ich das als herrliches Gefühl. (Natürlich nicht jeden Tag, das ist eher die Ausnahme!)

Genauso mag ich es aber auch, für einen intensiven Zeitraum Sport zu machen. Dann gehe ich morgens auch nüchtern, also ohne gefrühstückt zu haben, ins Gym. Es ist ein weit verbreitetes Falschwissen, dass man glaubt, man bräuchte frisch zugeführten Zucker, um zu denken oder sich körperlich zu betätigen. Denn der Körper holt sich die Energie einfach vom vorherigen Tag. Zum anderen stresst mich frühstücken. Das war schon früher in der Schule so. Wenn ich mir den Wecker stellen musste, um vor dem Unterricht noch das Frühstück zu schaffen, fand ich das sehr nervig. Und ich halte es für einen Mythos, dass das Frühstück die wichtigste Mahlzeit des Tages ist. Aus meiner Sicht gibt es keine wichtigste Mahlzeit des Tages. Und das Frühstück ist ja – finde ich zumindest – auch nicht die leckerste. Überleg dir mal, auf welche Mahlzeit du am ehesten verzichten könntest. Also bei mir ist es definitiv das Frühstück.

Das mit dem Fasten klingt schon wieder nach Verzicht und Hunger, ich weiß. Aber wenn du mal darüber nachdenkst, wie lange du nachts mit Schlafen verbringst und wie viele Stunden du dann nur noch vorn und hinten dranhängen müsstest, ist es doch gar nicht mehr so viel. Es kann also gut sein, dass du schon längst intervallfastest, ohne das aktiv zu forcieren. Einfach aus dem Instinkt heraus, wie unsere Vorfahren.

Hier kommen vier medizinische Fakten, weshalb Intervallfasten sinnvoll ist – wenn du einfach gesünder leben und klarer denken, aber auch, wenn du ein bisschen abnehmen möchtest.

1. Die Kalorien

Jeder Mensch, der in irgendeiner Form übergewichtig ist, nimmt mehr Kalorien zu sich, als er verbraucht. Das ist die Dynamik, an der es eigentlich nichts zu rütteln gibt. Klar gibt es Schilddrüsenunterfunktionen, die Wirkung von Medikamenten und Krankheiten. Aber die greifen ja genau in diese Mechanismen des Grundumsatzes ein. Ich möchte hier noch erwähnen, dass es natürlich auch psychische Erkrankungen gibt, bei denen einem jeglicher Antrieb genommen wird und man gar keinen Blick mehr für den eigenen Körper hat. Jetzt kommen Leute aber mit allerlei neuen Ernährungsformen an und wollen uns erzählen, dass man die Kalorienbilanz mit ihrer Methode – sei es Keto, vegan, Low Carb und wie sie alle heißen – aushebeln könnte. Sie meinen, wenn wir ihre Diät machen, dann gilt das mit den Kalorien nicht mehr. Das ist Quatsch. All die Vorteile, die das Intervallfasten bietet, löschen die Kalorienbilanz ebenfalls nicht. Intervallfasten ist lediglich ein Tool, mit dem man es schaffen kann, weniger Kalorien zu sich zu nehmen. Einfach deshalb, weil man weniger Zeit pro Tag zur Verfügung hat, um zu essen. Woraufhin man dann auch nicht verleitet wird, aus Langeweile zum Kühlschrank zu gehen.

Bei der 16-zu-8-Methode wirst du automatisch weniger essen. Klar, wenn du während der acht Stunden ausnahmslos Kuchen futterst, werden das zu viele Kalorien sein und du wirst zunehmen. Es geht letztendlich immer darum, nicht mehr zu sich zu nehmen, als man verbraucht, das ist die Grundregel. Behalte also deine Kalorienzufuhr im Blick – egal welche Ernährungsmethode du ausprobierst.

2. Das Blut

Kennst du das, wie müde du wirst, wenn du in der Mittagspause zu viel gegessen hast? Dann hat dein Magen-Darm-Trakt ordentlich was zu tun und pumpt ganz viel Blut dorthin, wo es jetzt benötigt wird. Dein autonomes Nervensystem ist also mit Verdauung beschäftigt – und dir bleibt nichts anderes übrig, als runterzufahren. Denn zu viel mehr bist du nicht in der Lage. Und Konzentrieren geht schon mal gar nicht, obwohl du jetzt arbeiten müsstest. Aber der Körper priorisiert eben. Er schickt das Blut Richtung Magen, um das Essen zu verdauen. Deshalb ist es vielleicht auch nicht sonderlich empfehlenswert, einen Gänsebraten oder einen großen Teller Nudeln zum Mittagessen zu verdrücken, wenn man danach zurück zum Schreibtisch will. Denn der Kopf braucht das Blut im Hirn, um sich zu konzentrieren.

Wenn ich eine Fastenperiode einlege, lasse ich meinem Körper Zeit, das Blut da zu sammeln, wo ich es benötige. Das heißt, wenn ich dem Körper die Möglichkeit gebe, zu verstoffwechseln, habe ich wieder einen aktiven Kopf für Denkaufgaben.

3. Die Selbstreinigung der Zelle

Die kleinste Einheit des Lebens ist die Zelle, und unser Körper besteht aus unzähligen Zellen.

Du kannst dir die Zelle wie eine Wohnung vorstellen. Wenn du in der Wohnung nicht aufräumst und ganz viel Müll herumliegen lässt, sieht es da bald aus wie bei Hempels unterm Sofa. Dann brauchen wir unsere persönliche Einsatzpolizei, die den ganzen Müll bereinigt. Im Fall der Zellen bedeutet das, dass alte oder kaputte Zellen zersetzt und abtransportiert werden müssen.

Dieser als Autophagie bezeichnete Prozess ist eine Art Recyclingsystem unserer Zellen. Der Begriff stammt aus dem Altgriechischen, *auto* bedeutet hier »selbst« und *phagos* »verzehrend«. Es handelt sich also um eine Selbstverdauung. Die Zelle verdaut die kaputten Anteile, die sich in ihr befinden. Hier kommt nun das Fasten ins Spiel, denn die Autophagie setzt dann ein, wenn sich der Körper über längere Zeit im Ruhezustand befindet, also wenn wir schlafen, aber auch, wenn wir länger nichts essen. Ohne den Verzicht auf Nahrungsaufnahme gibt es für die Zelle keinen Anreiz, mal aufzuräumen. Wissenschaftlich ist noch nicht ganz klar, ob die 16 Stunden für diesen Reinigungsprozess reichen. Für die meisten Menschen ist das aber natürlich schon eine ganze Menge. Wenn man es regelmäßig tut, ist es allerdings irgendwann sogar möglich, mehrere Tage komplett zu fasten, so wie ich das mehrmals im Jahr mache.

4. Das Insulin

Wer Diabetiker in der Familie hat – in Deutschland gibt es immerhin sechs Millionen Typ-2-Diabetiker –, hat das Wort Insulin sicherlich schon öfter gehört. Denn Diabetes ist eine Krankheit, die zu erhöhten Blutzuckerwerten führt, weil die Erkrankten an einem Mangel an Insulin leiden. Es handelt sich dabei um ein Hormon, das immer dann ausgeschüttet wird, wenn wir Zucker zu uns nehmen. Das zuständige Organ dafür ist die Bauchspeicheldrüse. Weil Zucker in fast allen unseren Lebensmitteln in kleinen oder größeren Dosen enthalten ist, bekommen wir öfter am Tag einen solchen Insulinschub verpasst. Das ist auch nicht weiter schlimm, solange man es nicht übertreibt.

Wenn dem Körper Zucker zugeführt wird, muss er in unsere Zellen gelangen, um genutzt werden zu können. Das Insulin wirkt dann wie ein Schlüssel, der die Zellen öffnet. In der Leber und in den Muskeln wird in der Folge Glykogen gebildet, eine Kohlenhydrat-Speicherform.

Essen wir allerdings zu viel, wird Zucker nicht nur in Glykogen umgewandelt, sondern auch in Körperfett. Und wenn wir Insulin ausschütten, ist es für unseren Körper deutlich schwerer, Fett zu verbrennen – und deutlich einfacher, es aufzubauen. Das liegt daran, dass Insulin den Effekt hat, dass sich der Körper infolge der Ausschüttung in den Aufbauzustand begibt, dass also alles, was er aufgenommen hat, eingelagert wird. So auch Fett. Und Fettzellen werden nur abgebaut, wenn der Körper im katabolen Zustand ist, er also weniger aufgenommen hat, als er braucht, woraufhin auch kein Insulin ausgeschüttet wird. Dann wird an die Fettzellen als Reserve gegangen.

Das ist ein ganz relevanter Faktor dafür, dass wir übergewichtig werden, Diabetes bekommen und Schwierigkeiten haben abzunehmen. Problematisch wird es auch, wenn wir durch einen erhöhten Konsum von Zucker zu viel Insulin ausschütten, denn dann können Krankheiten entstehen. Und ich meine nicht nur Adipositas oder Herzkrankheiten, auch mikro- und makrovaskuläre Krankheiten wie das diabetische Fußsyndrom, Augenerkrankungen, Schlaganfälle und periphere arterielle Verschlusskrankheiten können die Folge sein. Wenn wir genauso viel Insulin ausschütten würden, wie wir brauchen, dann hätten wir alles geregelt. Nun essen wir aber alle zu viel Kuchen, raffinierten Zucker und zu viele verarbeitete Produkte. Alles Nahrungsmittel, die wir in der Natur nicht finden können. Daraufhin kann es passieren, dass unsere Insulinsensitivität abnimmt. Du kannst dir das so vorstellen, dass es Sensoren in unserem Körper gibt, die festlegen, wie viel Insulin du ausschütten musst. Das ist immer abhängig davon, wie viele Kohlenhydrate aufgenommen wurden. Dann neigen wir eher dazu, zuzunehmen oder Diabetes zu entwickeln. Deshalb sind Fastenperioden so gut für deinen Körper, denn sie verbessern deine Insulinsensitivität.

Nach vier Jahren Intervallfasten kann ich dir berichten, dass mir diese Form der Ernährung großen Spaß bereitet. Ich fühle mich gesund und fit, halte mein Gewicht – und es macht mir nichts aus, aufs Frühstück zu verzichten. Und es ist ja auch nicht so, dass man das sieben Tage in der Woche und 365 Tage im Jahr durchziehen müsste.

Ich wünsche dir, dass du für dich eine Ernährungsform findest, mit der du dauerhaft gesund und glücklich bist. Und ich hoffe, dass ich dir mit meinen Tipps in diesem Kapitel ein paar gute Ideen dazu liefern konnte.

Auflösung: Ein Gramm reiner Alkohol hat sieben Kalorien. Ein großes Bier mit 0,5 Litern enthält etwa 20 Gramm Alkohol, und da im Bier noch weitere Inhaltsstoffe sind, kommt man pro Glas auf über 200 Kalorien.[4]

SPRECHSTUNDE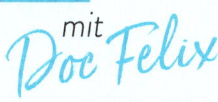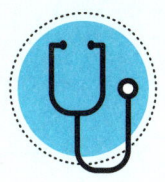

Ich überlege, auf eine vegane Ernährung umzusteigen. Ist das ungesund?

Es gibt unter Ärzten erstaunlicherweise auch heute noch eine Menge Vorurteile gegenüber der veganen Ernährung, aber nein: Veganismus ist nicht ungesund! Wichtig ist natürlich, dass du darauf achtest, alle notwendigen Nährstoffe zu dir zu nehmen, also Vitamine, Ballaststoffe, Proteine, Mineralien etc. Aber die findest du alle auch in pflanzlichen Lebensmitteln. Meiner Erfahrung nach haben sich Leute, die sich vegan ernähren, vor ihrer Entscheidung dafür intensiv mit ihrer Ernährung auseinandergesetzt, woraufhin sie insgesamt sogar bewusster und gesünder essen als Leute, die einfach alles essen.

Was hältst du von Zuckerersatzstoffen?

Sie haben alle ihre Berechtigung, und ich verteufele sie gar nicht. Aber der beste Süßstoff ist und bleibt das frische Obst. Beispielsweise kannst du mit Bananen ganz großartig backen. Wenn ich backe, dann mit Bananen! Hin und wieder verwende ich aber auch Süßstoff.

In dem Zusammenhang finde ich auch wichtig zu verstehen, weshalb wir Menschen so sehr auf süße Sachen abgehen. In der Steinzeit wussten die Menschen noch nicht, was gesund für sie ist oder nicht. Also mussten sie alles ausprobieren, wofür sie ihren Geschmackssinn genutzt haben, aber auch ihren Geruchs-, Tast- und Sehsinn. Süße bedeutete immer, dass eine Frucht reif und vermutlich ungiftig ist. Bitterer Geschmack deutete wiederum darauf hin, dass etwas giftig oder faul sein könnte. Also eine Warnung: Dieses Essen könnte deinem Körper schaden!

Es ist eine Perversion, dass wir Sachen heutzutage viel zu süß machen – und Obst uns gar nicht mehr süß genug ist. Ich würde empfehlen, auf raffinierten Zucker zu verzichten und mit der natürlichen Süße von Früchten zu backen oder auch andere Gerichte damit zu verfeinern.

Intervallfasten klingt super.
Ich möchte aber morgens mit meinen Kindern frühstücken.

Wenn du gegen 7 Uhr morgens mit der Familie frühstücken möchtest, dann könntest du ja am Abend davor um 17 Uhr zum letzten Mal etwas essen. Dann hättest du immerhin 14 Stunden geschafft, das klingt doch nach einem guten Anfang. Oder du isst am Morgen etwas Fettfreies und gleichzeitig Proteinreiches wie ein Omelett oder Spiegeleier. Eben nichts, was den Insulinspiegel ansteigen lässt. Das könnte doch ein guter Kompromiss sein.

KOMM IN BEWEGUNG

Hast du diesen Spruch auch schon mal gehört: »Liebes Kind, EINE Sportart musst du machen, egal welche«? Wenn du dann auch noch Sport gehasst hast, erging es dir so wie mir. Ich bin von Natur aus einfach eine Couch-Potato, mein Körper empfindet Bewegung grundsätzlich erst mal als Überwindung. Er möchte lieber liegen, nichts machen. Und alles, was davon abweicht, wird zur Qual. Wie kommt es nun dazu, dass ich heute trotzdem regelmäßig Sport mache und es liebe?

Rückblickend kann ich sagen, dass es in meiner Kindheit und Jugend einige Stolpersteine diesbezüglich gab. So habe ich zum Beispiel mit einer Sportart begonnen, die ich eigentlich gar nicht mochte: Schwimmen. Damals wie heute macht es mir einfach keinen Spaß. Meine Abneigung war sicherlich auch ein Faktor, warum ich nicht besonders erfolgreich war, was natürlich wiederum meine Motivation senkte. Außerdem *musste* ich es machen. Und vielleicht kennst du das auch: Wenn du etwas nicht wirklich machen *willst*, dann kannst du dich auch nicht dazu aufraffen.

Ich dachte damals, dass ich vielleicht einfach per se keine Lust auf Sport habe und lieber in meinem Zimmer abhänge. Denn auch als ich mich als Nächstes ebenso erfolgreich (nicht!) dem Basketballspielen widmete und mir das den Hohn und Spott meiner Mitschüler einbrachte, untermauerte das meine These: Felix, Sport ist einfach nichts für dich.

Damals war ich zwölf Jahre alt – kurz vor der Pubertät als unsportlich zu gelten ist natürlich frappierend! Auch körperlich war ich irgendwie unterentwickelt und unreifer. Ich hatte kein V-förmiges Kreuz wie mein Kumpel. Aber dafür hatte ich eine große Klappe!

Mit 14 Jahren war ich noch immer nicht so groß wie meine Freunde – und so ein körperlicher Unterschied macht sich bei einem Mannschaftssport schnell bemerkbar, vor allem beim Basketball. Ich war sogar so androgyn und spät entwickelt, dass manche Erwachsene mich für ein Mädchen gehalten haben. Damals wollte ich aber der Bad Boy in der Lederjacke sein. Wie viele andere auch.

Doch zurück zum Sport: Als ich dann etwa 15 Jahre alt war, gab es plötzlich diese Superhelden-Trainingsshirts. Die sahen aus wie die Kostüme von Ironman, Spiderman oder Batman. Ich fand sie toll! Und weil alle Superhelden so aussehen und so stark sind wie Bodybuilder, dachte ich: Das ist es. Exakt so stark möchte ich sein, und genau so will ich auch aussehen! Der Plan war schnell gefasst: Ich musste in ein Fitnessstudio gehen, damit ich dieses Ziel erreichen konnte. Für mich wurde der Kraftsport dann mit der Zeit zur großen Liebe, anders kann ich es gar nicht sagen. Und das, obwohl ich ja eigentlich unsportlich bin. Der Unterschied ist aber, dass ich im Fitnessstudio unabhängig von anderen Sportlern bin und mein eigenes Ding machen kann. Außerdem ist es beim Kraftsport so: Die meiste Zeit macht man Pause, nämlich immer zwischen den Sätzen. Auf kurze und intensive Belastung folgt eine Unterbrechung, was perfekt ist für jemanden wie mich, der eigentlich ein fauler Hund ist.

Meine Freunde waren erst einmal irritiert, als sie erfuhren, wo ich nach der Schule ab sofort hinging. Sie konnten sich so gar nicht vorstellen, dass der unsportliche Felix ernsthaft ins Gym marschiert und sich an die (zunächst sehr leichten) Gewichte stellt. Aber ich wollte nichts so sehr wie das. Und ich war mir sicher, dass ich das konnte, auch wenn es bei mir länger dauern würde als bei meinen Freunden.

Im Fitnessstudio selbst herrscht übrigens eine ganz andere Stimmung, als man es sich vielleicht vorstellen würde. Ich habe wirklich noch nie mitbekommen, dass da jemand geärgert wurde, weil er unsportlich ist oder gerade erst anfängt. Ganz im Gegenteil: Die Leute haben eine Hochachtung davor, dass du es angehst und deinen inneren Schweinehund überwindest. Und die durchtrainierten Typen freuen sich auch, wenn sie ihr Wissen an dich weitergeben können. Da ist niemand zu dick oder zu schwach. Alle mögen dich.

Ich war also 15 Jahre alt, als ich mit Kraftsport losgelegt habe. Mittlerweile mache ich das auch schon seit 15 Jahren, das heißt mein halbes Leben lang! Na ja, und weil ich ja unbedingt aussehen wollte wie ein Superheld – Spiderman, Batman, ich fand sie alle genial –, kam relativ schnell noch der Kampfsport Thaiboxen dazu. Ich wollte stark sein – und gefährlich! Letztlich bin ich dann aber nur beim Kraftsport geblieben. Das war einfach das Richtige für mich.

Ich möchte dazu aber noch sagen, dass ich über viele Jahre *gelernt* habe, diesen Sport zu mögen. Als Sporthasser wird man nicht über Nacht zu einem Sportliebhaber!

Das Gute als Anfänger ist auf jeden Fall, dass es im Grunde ganz egal ist, was du in der ersten Zeit machst. Du wirst dich garantiert besser fühlen, gesünder, vitaler – und ziemlich schnell auch besser aussehen. Wer vorher gar keinen Sport gemacht hat, kann tatsächlich schnell Erfolge erkennen.

Die große Frage ist dann nur: Wie bleibt man dran? Wenn die ersten Erfolge da und dann auch normal geworden sind, werden viele wieder träge. Und gehen irgendwann kaum noch zum Sport. Dabei geht es ja gerade ums Dranbleiben, um die Kontinuität – und vor allem um den Spaß beim Sport! Den sollte man unbedingt versuchen sich zu bewahren.

Ich habe daher ein paar Tipps für dich aufgeschrieben, wie du dich langfristig für Sport motivieren und den Spaß dabei behalten kannst. Bei mir funktionieren die folgenden Hacks total gut.

MEINE FEEL-GOOD-SPORT-HACKS

Hack #1

Pack deine Sporttasche schon am Abend vor dem Training. So habe ich das immer gemacht. Wenn ich dann in die Schule gegangen bin, hatte ich sie direkt dabei. Es wäre nach der letzten Stunde völlig unlogisch gewesen, nicht noch im Gym vorbeizuschauen. Das ist das Prinzip der *Sunk Cost*

Fallacy, der versunkenen Kosten. Was hat es damit auf sich? In meinem Fall hatte ich ja schon viel investiert, weil ich die Sporttasche den ganzen Tag mit mir herumgetragen hatte. Das sollte jetzt nicht umsonst gewesen sein. Wie beim Warten auf den Aufzug. Man wartet und wartet und weiß genau: In der Zeit wäre ich längst mit der Treppe am Ziel gewesen. Aber weil man schon so viel Zeit ins Warten investiert hat, zieht man es durch – und bleibt stehen, bis der Aufzug endlich kommt. Dasselbe Phänomen gibt es auch bei schlechten Filmen: Ab der Hälfte ist dir vielleicht längst klar, dass es sich nicht lohnt weiterzuschauen. Aber weil du jetzt schon 45 Minuten investiert hast, ziehst du dir auch noch den Rest rein.

Und noch aus einem weiteren Grund war es für mich sinnvoll, die Tasche morgens schon mitzunehmen und direkt nach dem Unterricht zum Training zu gehen: Wäre ich nach der Schule erst einmal nach Hause gegangen, hätte ich mich niemals mehr aufraffen können. Wenn ich nach einem anstrengenden Tag meine Couch sehe, ist es um mich geschehen, vielleicht kennt ihr das auch. Da kriegt mich dann keiner mehr so schnell runter. Ehrlich, ich habe keinen blassen Schimmer, wie die Leute das machen, die nach der Arbeit nach Hause gehen und sich dann noch einmal motivieren. Dafür bin ich echt nicht hart genug zu mir selbst. Dieser Hack hat mir sehr dabei geholfen, gerade anfangs regelmäßig den Weg ins Gym zu finden.

Hack #2

Denk vor dem Sport daran, wie unfassbar gut du dich hinterher fühlen wirst. Ich habe nach dem Training regelmäßig das Gefühl, ich könnte die Welt aus den Angeln heben! Gerade deshalb ist es auch so genial, direkt am Morgen Sport zu machen, weil du danach durch den ganzen Tag schwebst. Es ist nämlich so, dass dein Körper bei Bewegung Dopamin, Serotonin und auch Endorphine ausschüttet, die alle für Glücksempfindungen zuständig sind.

Endorphine werden generell bei körperlichen Extremsituationen ausgeschüttet. Nicht nur beim Sport, auch bei Verletzungen. Sie wirken wie ein körpereigenes Schmerzmedikament. Und sie helfen uns auch dann, wenn es anstrengend wird, denn wenn der Muskel beim Sport brennt, empfinden wir das ja ebenfalls als Schmerz. Das Wort Endorphin steht übrigens für »endogenes Morphin«. Morphin hast du bestimmt schon mal gehört, es ist eine zur Gruppe der Opioide gehörende Substanz, die als Schmerzmittel eingesetzt wird. Endogen bedeutet, dass etwas im Körper produziert wird und dann auch nach innen wirkt. So geben Drüsen, die endogen sind, ihre Hormone nach innen ab. Beispiele dafür sind Organe wie die Bauchspeicheldrüse oder die Leber. Exogene Drüsen hingegen geben etwas nach außen ab, beispielsweise die Schweißdrüsen. Der Fakt, dass wir in Form von Endorphin über ein körpereigenes Schmerzmedikament verfügen, das jeder von uns mit Bewegung anwerfen kann, ist doch absolut großartig! Und gerade für Menschen, die Gelenkschmerzen oder Rückenprobleme haben, ein sehr guter Grund, unbedingt Sport zu treiben.

Das Hormon Serotonin, das auch als Glückshormon bezeichnet wird, wird ebenfalls bei körperlicher Anstrengung ausgeschüttet und erhöht das Glücksempfinden. Allerdings versetzt es einen dabei nicht in einen plötzlichen Zustand der Euphorie, es ist eher für ein längerfristiges Wohlbefinden zuständig, indem es für Ruhe und Gelassenheit sorgt.

Und dann gibt es noch Dopamin, das Signale zwischen den Nervenzellen weiterleitet. Dieser »Botenstoff des Glücks« wird unter anderem im Nebennierenmark gebildet und muss dann im Gehirn an einen Rezeptor andocken. Dopamin ist wichtig für die Antriebssteigerung und Motivation, denn es wirkt auf unser kurzzeitiges Belohnungssystem: Wenn wir etwas Leckeres essen, Sex haben, mit tollen Menschen Zeit verbringen – bei allem, was Freude macht, kann Dopamin ausgeschüttet werden. Die Sache mit dem Dopamin ist die: Es fühlt sich so gut an, dass wir es am liebsten immerzu haben wollen. Das kann eine Motivation sein, aktiv zu werden, Dinge anzugehen. Es kann aber auch umschlagen und zur Sucht werden.

Natürlich fühlst du dich nach dem Sport aber auch deshalb gut, weil du etwas für dich und deine Gesundheit getan hast. Dieser Stolz auf dich selbst, weil du deinen inneren Schweinehund überwinden konntest, ist das Schönste. Denke an genau dieses Gefühl, wenn du mal nicht ganz so motiviert bist.

Ich trainiere am Tag übrigens so früh wie möglich. Denn obwohl ich Sport mittlerweile liebe, bin ich tief in mir drinnen immer noch ein fauler Hund. Je weiter der Tag fortgeschritten ist, umso kleiner wird die Chance, dass ich mich noch aufraffen kann. Deshalb ist das Erste, was ich morgens mache, zum Sport zu gehen. Meistens, wie gesagt, auch ohne Frühstück. Mein Körper kann das ganz gut ab. Ich würde sogar sagen, dass es bei mir nüchtern besser klappt. Aber du musst für dich selbst herausfinden, ob du dabei etwas im Magen brauchst. Wenn du es dir zum Beispiel gar nicht vorstellen kannst, vor der Arbeit Sport zu treiben (verständlich, ausreichend Schlaf ist natürlich auch sehr wichtig, wie wir im Schlaf-Kapitel schon gesehen haben), dann empfehle ich dir, dich direkt nach der Arbeit aufzuraffen und nicht erst nach Hause zu gehen – siehe Hack #1.

Dieser zweite Hack funktioniert übrigens am besten für Leute, die sich wie ich eigentlich nicht gerne sportlich betätigen. Je unnatürlicher es für dich ist, Sport zu treiben, desto besser wirst du dich hinterher fühlen.

Hack #3

Nutze die Möglichkeiten der operanten Konditionierung. Dabei handelt es sich um ein Feld der Lernpsychologie. Ein Beispiel: Wenn sich Kinder artig benehmen, gehen die Eltern mit ihnen ein Eis essen. Wenn sie sich aber danebenbenommen haben, bekommen sie Fernsehverbot. Daraufhin werden die Kinder sich wahrscheinlich in Zukunft wieder gut benehmen. Oder: Wenn ein Hund fein »Sitz« macht, bekommt er ein Leckerli. Im Prinzip funktionieren wir Erwachsenen ganz ähnlich wie Kinder oder Hunde. Auch wir lernen durch Belohnung und Bestrafung. Wir konditionieren andere, indem wir sie für das richtige Verhalten belohnen, in der Hoffnung, dass das dann öfter vorkommt – und werden selbst natürlich auch von anderen konditioniert.

Und jetzt kommt der Trick: Die operante Konditionierung können wir auch auf uns selbst anwenden. Viele tun das ja schon und belohnen sich für eine harte Arbeitswoche mit dem Feierabendbierchen in der Eckkneipe. Andere ziehen sich abends vor dem Fernseher Schokolade rein, um sich für einen stressigen Tag zu belohnen. Frag dich doch mal, wie du dich nach dem Sport belohnen könntest. Was ist für dich eine richtig fette Belohnung? Also ich esse nach dem Sport manchmal Süßigkeiten. Ab und zu habe ich echt Lust auf Marshmallows, die ja praktisch nur aus Zucker bestehen. Wenn ich schon vor dem Training weiß, dass ich mich danach mit diesen leckeren, knatschigen Teilen belohne, bin ich supermotiviert. Aber klar, wenn du jetzt das Ziel hast abzunehmen, dann kannst du das mit dem Süßkram zwar auch machen, aber nur in Grenzen. Noch viel besser ist es sowieso, sich so zu konditionieren, dass man gesunde Leckereien als Belohnung empfindet – aber das geht natürlich nicht von heute auf morgen.

Ernährung ist lediglich eine Form der psychologischen Belohnung. Musik kann auch helfen. Und zwar nicht erst nach, sondern während der Sportübungen. Ich stehe zum Beispiel voll auf Hip-Hop und alten Punkrock. Das ist ja heute kein Hexenwerk mehr, sich eine gute, abwechslungsreiche Playlist zusammenzustellen. Musik ist auf jeden Fall eine Komponente beim Sport, die mich total motiviert und für die ganze Anstrengung belohnt.

Vielleicht gibt es bei dir im Fitnessstudio ja sogar eine Sauna? Dann könntest du dir eine Runde Schwitzen und Ruhe gönnen, wenn du das gerne machst. Oder du schaust eine Folge deiner Lieblingsserie auf dem Laufband oder Fahrradtrainer?

Das Ziel bei der operanten Konditionierung ist ganz einfach, dass es dir gelingt, den Sport mit etwas Schönem zu verknüpfen. Also belohn dich währenddessen oder hinterher. Und zwar konsequent, damit sich das so richtig tief einbrennt in dein Gehirn: Sport ist etwas Gutes! Das will ich jetzt immer wieder machen! Im allerbesten Fall wäre deine Belohnung natürlich eine Sache, die gleichzeitig auch gesundheitsfördernd ist – dann schlägst du zwei Fliegen mit einer Klappe.

Wenn du gar keine Idee hast, mit was du dich bei oder nach dem Sport belohnen könntest, dann denk noch mal an die Energietank-Methode aus dem Kapitel über Stress. Stell dir deinen Tank vor. Oben kommt neue

Energie rein, und unten entweicht wieder welche. Was gibt dir im Leben Energie, was macht dir Freude? Vielleicht ja ein Treffen mit Freundinnen und Freunden, bei dem viel gelacht wird.

DER EINFLUSS VON SPORT AUF DEINE GESUNDHEIT

Jetzt kannst du mich natürlich zu Recht fragen: »Felix, warum zum Teufel ist Sport eigentlich überhaupt gesund für mich? Auf dem Sofa chillen fühlt sich doch viel besser an!« Da ich das nachvollziehen kann, habe ich eine brandaktuelle Studie herausgesucht, die den gesundheitlichen Effekt von Sport untersucht hat, aber auf Extrafaule (wie mich) abzielt. Sie heißt »How little is enough?« und liefert die Antwort darauf, wie viel Sport man mindestens treiben muss, um einen Effekt zu bemerken.[1] Über 71 000 Menschen wurden dafür herangezogen, die im Durchschnitt 62 Jahre alt waren. Dann hat man sich die Gesamtsterblichkeit über fünf Jahre angeschaut. Und darauf geachtet: Wer aus der Gruppe erkrankte an Krebs, wer bekam eine Herz-Kreislauf-Erkrankung? Sämtliche Probanden trugen ein Handgelenk-Messgerät, um aufzuzeichnen, wie viel Sport sie machten. Da ging es allerdings um intensive sportliche Betätigung. Es ist wichtig, das von spazieren gehen zu unterscheiden. Wobei Spaziergänge natürlich auch gesund sind, keine Frage. Ich mache sie selbst gerne, bevorzugt im Wald – aber sie sind eben kein Sport. Das Entscheidende ist, dass wir ins Schwitzen kommen. Wir müssen dahin, wo unser Herz schneller schlägt. Wo wir eine intensive Belastung spüren, die es sonst in unserem Alltag nicht gibt.

Bei der Studie kam dann heraus, dass die optimale Sportdosis bei insgesamt 53,6 Minuten in der Woche liegt. Das stützt die altbekannte Theorie, dass dreimal 20 Minuten wöchentlich Sport ein guter Richtwert sind. Anscheinend haben diese 53,6 Minuten zwar keinen großen Effekt auf den Muskelauf- oder den Fettabbau, aber eben auf die Mortalität, also die Sterblichkeit. Denn das Ergebnis war, dass das Fünf-Jahres-Mortalitätsrisiko derjenigen Probanden, die sich überhaupt nicht bewegt haben, bei 4,17 Prozent lag. Zehn Minuten körperliche Aktivität hat dieses Mortalitätsrisiko jedoch schon fast halbiert, da lag es nur noch bei 2,12 Prozent. Dieses Ergebnis musst du dir mal reinziehen! Wir reden hier von nur zehn Minuten *pro Woche!* Zehn Minuten wöchentlich Sport halbieren das Mortalitätsrisiko mit Blick auf fünf Jahre! Eine ganze Stunde Sport senkt das Risiko laut Ergebnissen dieser Studie sogar um das Vierfache im Vergleich zu einem Leben mit überhaupt keiner sportlichen Betätigung. Wow! Und klar, je sportlicher man ist, desto mehr profitiert der Körper. In dieser Studie ging es ja erst mal nur um das Fünf-Jahres-Risiko für die Sterblichkeit – und doch ist das ein sehr eindrückliches Ergebnis.

Abgesehen davon, dass du durch Sport also vermutlich länger leben wirst, wirst du auch ein besseres Körpergefühl haben, und dein Risiko, an Krebs zu erkranken oder einen Herzinfarkt zu bekommen, sinkt ebenfalls. Letzteres hat eine interessante Studie an 417 Probanden gezeigt.[2] Es wurde untersucht, wie sich Sport auf das kardiovaskuläre Risiko auswirkt. Haben Probanden in ihrer Jugend und auch zum Studienzeitpunkt Sport getrieben, so war ihr Risiko deutlich verringert im Vergleich zu der Gruppe, die weder in der Jugend noch zum aktuellen Zeitpunkt sportlich aktiv war. Bei ihnen war nämlich das HDL (High Density Lipoprotein), also das »gute« Cholesterin, weniger hoch als bei der sportlich aktiveren Gruppe. HDL hilft zum Beispiel gegen Arteriosklerose, also bei Verkalkung der Arterien, die mit Herzinfarkten oder Schlaganfällen einhergehen kann. Außerdem war die sportlichere Gruppe weniger übergewichtig, was sich sowohl körperlich als auch mental positiv auf die Gesundheit auswirkt.

Um die Gründe für diese Zusammenhänge zu verstehen, stellst du dir am besten wieder einmal vor, wie unsere Vorfahren früher gelebt haben – und was wir unserem Körper im Gegensatz dazu heute abverlangen: Wir stehen auf, wenn der Wecker klingelt – und nicht, wenn wir von selbst wach werden. Dann schaufeln wir uns zum Frühstück gehetzt irgendwas rein, was so gar nicht in der Natur vorkommt. Später fahren wir – wahrscheinlich mit dem Auto – irgendwohin zur Arbeit, dann sitzen wir da für acht Stunden, also viel zu lange, und gucken auf einen eckigen Bildschirm.

Zwischendurch haben wir Stress und ziehen uns in der Kantine Currywurst mit Pommes rein. Dann haben wir nachmittags noch mal Stress, ärgern uns über jemanden – um dann wieder nach Hause zu fahren. Weil wir so geplättet sind vom Tag, können wir nur noch vor dem Fernseher zusammensacken.

Und wir muten all das ja auch unseren Kindern zu. Sie werden morgens aus dem Schlaf geklingelt und gehen in die Schule. Dort sind sie hibbelig. So sieht das jedenfalls die Lehrkraft. In Wahrheit verspüren sie einfach einen natürlichen Bewegungsdrang und wollen nicht fünf Stunden am Stück sitzen. Es wird ihnen gesagt, dass sie sich hinsetzen und aufpassen sollen. Es wird von ihnen verlangt, dass sie tun, was ihnen eigentlich keinen Spaß macht. Als meine Nichte in die Schule kam, war sie anfangs total motiviert. Sie rief jeden Tag: »Juhuuu, ich habe heute Hausaufgaben auf!« Doch nach gerade einmal zwei Wochen war sie schon genervt davon und hat sich gefreut, wenn es zu Hause für sie nichts mehr zu erledigen gab. Worauf ich hinauswill: Wir leben heute einfach nicht mehr artgerecht. Wir verlieren mit dieser absurden Lebensweise den Bezug zum eigenen Körper. Es wird zunehmend schwieriger, auf ihn zu achten und gesund zu leben. Ich musste mir mein Körpergefühl auch erst wieder antrainieren. Heute spüre ich sofort, wenn ich falsch sitze, weil ich dann schnell Rückenschmerzen bekomme. Manchmal sogar ein leichtes Unwohlsein. Früher mussten die Menschen viel mehr laufen – weil es natürlich keine Autos gab. Was sie aßen, fanden sie in der Natur. Sie hatten schließlich keinen Kühlschrank und ständigen Zugang zu Lebensmitteln so wie wir. Wir arbeiten heute im Prinzip 24/7 gegen unseren Körper – und Sport hilft uns dabei, dem entgegenzuwirken. Denn wir brauchen Muskeln, sie halten uns zusammen. Sie sind aber nicht nur sehr wichtig, um uns zu bewegen. Die Muskulatur ist auch ein stoffwechselaktives Organ. Sie ist existenziell für Kommunikationsprozesse zwischen den Organen. Und je nachdem, wie du trainierst, werden deine Muskeln stärker, dicker und leistungsfähiger.

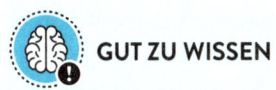

GUT ZU WISSEN

Beim größten Organ denkst du bestimmt sofort an die Haut, oder? Stimmt, flächenmäßig ist sie mit circa 1,8 Quadratmetern tatsächlich unser größtes Organ im Körper. Nehmen wir mal an, das Unter- und Fettgewebe zählt dazu, dann ist sie bis zu 20 Kilogramm schwer.
Aber in Bezug auf die reine Masse ist die Muskulatur unser größtes Organ. Je nach Trainingszustand besteht der Körper zu circa 30 bis 50 Prozent aus Muskulatur!

Unsere Muskulatur funktioniert genau auf dem Niveau, auf dem wir sie gerade brauchen. Wenn ich mich weniger bewege, baut sie sich ab. Das sehen wir bei Astronauten, wenn sie längere Zeit in der Schwerelosigkeit verbringen. Die müssen dann ja nicht mal mehr ihr Körpergewicht tragen! Wenn wir uns hingegen mehr bewegen, dann baut der Körper logischerweise Muskulatur auf.

Hast du dir schon mal überlegt, was in deinem Körper passiert, wenn du Sport machst? Wenn ich zum Beispiel auf der Bank 100 Kilogramm drücke, meine Muskulatur das aber eigentlich gar nicht kann, dann muss ich mich richtig anstrengen und quälen. Denn der Körper ist von seiner Ausgangssituation her in der Lage, nur eine bestimmte Leistung abzuliefern. Ich kann ihn mit Sport aber reizen! Damit sage ich ihm: Du bist ein bisschen zu schwach. Du musst dich anpassen, du musst stärker werden. Indem ich ihn mehr Gewicht stemmen lasse, setze ich einen sehr deutlichen Reiz. Jetzt kommt ein Prozess in Gang, der sich Anpassungsreaktion nennt. Es ist der Wachstumsreiz der Muskulatur: Weil ich stärker werden muss, baut mein Körper neue Proteine auf. Einmal in der Muskulatur, aber auch als Calcium im Knochen. Was passiert genau bei diesem Reiz? Es entstehen kleine Verletzungen in unseren Muskelfasern, genau genommen in ihrer kleinsten Einheit, den sogenannten Sarkomeren. Das kannst du dir vorstellen wie kleine Risse, die wieder gefüllt werden müssen. Sie brauchen Aminosäuren, um wieder aufgebaut zu werden. Im Grunde wie bei einem Haus, das bröckelt. Da muss man mit ganz viel Mörtel arbeiten, um es wieder in seinen Ursprungszustand zu versetzen und stärker zu machen. Denn es wütet ständig ein Sturm, das Haus *muss* widerstandsfähiger werden. In Folge wächst die Muskulatur.

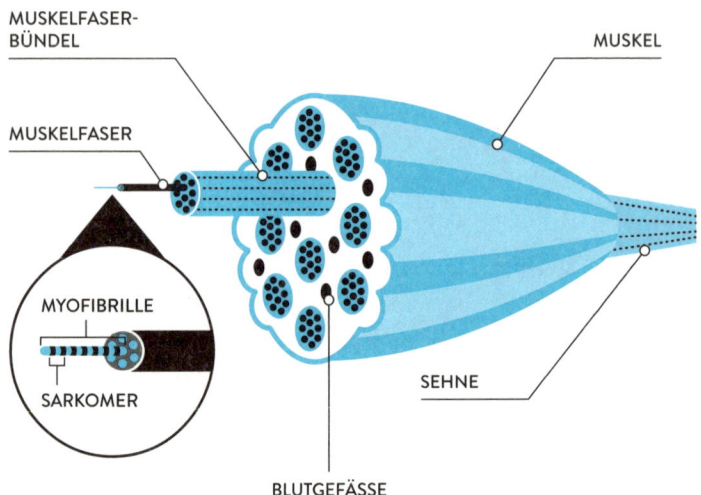

Umgekehrt wird die Muskulatur natürlich kleiner und schwächer, wenn wir sie nicht nutzen. Leider macht das zunehmende Alter es uns auch etwas schwerer: Nach dem dreißigsten Lebensjahr verlieren wir alle zehn Jahre etwa 10 Prozent unserer Muskulatur. Und auch der Muskeltonus, also die Spannung der Muskulatur, nimmt ab. Das sind beides erst mal ganz normale Alterungsprozesse. Natürlich ist das trotzdem blöd, denn Muskeln sind ja unfassbar wichtig für uns.

Was können wir also tun, um diesem Alterungsprozess entgegenzuwirken? Überraschung: Wir müssen in Bewegung bleiben! Dadurch lässt sich nicht nur der Muskelabbau verhindern, sondern auch der Alterungsprozess unserer Zellen verlangsamen. Schauen wir uns dafür mal einen interessanten Prozess an, der beim Altern passiert. Er hat mit den sogenannten Telomeren zu tun. Diese sitzen als eine Art Schutzkappe an den

Enden unserer Chromosomen – den Erbanlagen unserer Zellen. Hier übernehmen die Telomere eine Schutzfunktion. Je älter wir werden, desto kürzer werden die Schutzkappen, sodass man auch einen Zusammenhang zwischen der Telomerlänge und altersbedingten Erkrankungen vermutet. Außerdem spielt Telomerase in diesem Zusammenhang eine Rolle. Das ist ein Enzym, das sich gegen diese Verkürzung sträubt.

ALTERUNGSPROZESS

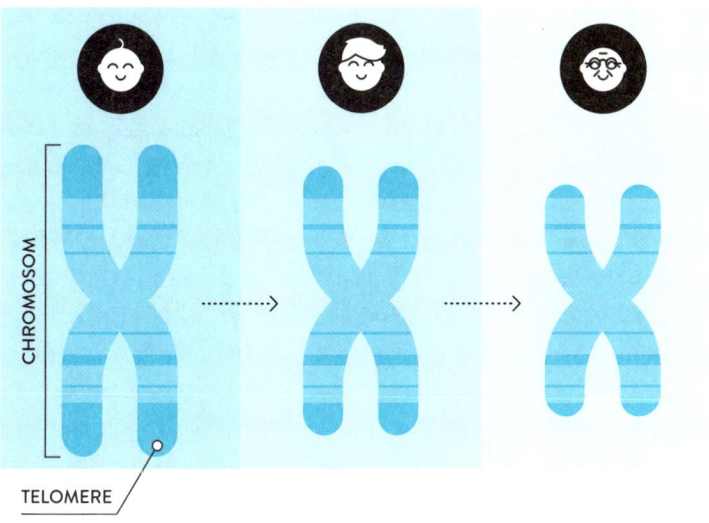

Diesen Zusammenhang hat sich eine Studie angeschaut, und zwar mit Blick darauf, welchen Einfluss Sport auf die Telomere und die Telomerase hat.[3] Man hat dabei vier Gruppen beobachtet: Eine hat Krafttraining, die andere Konditionstraining, die nächste HIIT (High Intensity Intervall Training) gemacht, und die vierte war die Kontrollgruppe ohne Training.

Dabei kam heraus, dass die Telomerase-Aktivität bei den Gruppen, die HIIT oder Ausdauersport getrieben haben, um das Zwei- bis Dreifache erhöht war. Parallel ist auch die Länge der Telomere um 3 bis 4 Prozent angestiegen. Das ist schon beachtlich, denn daraus können wir schließen, dass der natürliche Alterungsprozess der Zellen wahrscheinlich durch Bewegung verzögert werden kann.

Was ich darüber hinaus noch spannend finde: Hier wurde nur der Effekt von Sport untersucht, der dich also schon jung halten wird. Aber was passiert dann wohl erst, wenn du Sport mit gesunder Ernährung kombinierst?

Sport tut aber nicht nur deinem Körper gut. Auch deine mentale Gesundheit kann enorm profitieren. Es gibt da eine spannende Studie aus dem Jahr 2018.[4] Hier wurde der Zusammenhang zwischen körperlicher Bewegung und der psychischen Gesundheit gemessen. In den USA wurden dafür zwischen 2011 und 2015 unfassbare 1,2 Millionen Menschen beobachtet. Es handelt sich also um einen enorm großen Datensatz. Bevor die erhobenen Daten untersucht und verglichen wurden, hat man verschiedene Störfaktoren herausgerechnet, um möglichst solide Ergebnisse zu erlangen. Man wollte herausfinden: Wie viele Tage ging es den Probanden im Monat mental schlecht? Im Durchschnitt gaben sie 3,36 Tage an. Interessant ist dabei, dass die Leute, die Sport gemacht haben, 1,5 Tage weniger mit schlechter psychischer Verfassung zu kämpfen hatten als die Personen, die keinen Sport getrieben haben. Wenn jemand in der Vergangenheit an Depressionen gelitten hatte, war dieser Effekt sogar noch viel größer: Diese Personen hatten monatlich fast vier Tage weniger, an denen es ihnen mental schlecht ging. Die Studie zeigt also, dass wir eine psychische Erkrankung mit einer körperlichen Betätigung behandeln können – das finde ich richtig gut. Die meisten psychisch Erkrankten denken, sie müssten ausschließlich zum Psychiater oder zum Psychotherapeuten gehen. Der kann natürlich enorm helfen, gar keine Frage! Aber jetzt wissen wir, dass es begleitend sinnvoll sein kann, ins Fitnessstudio oder zum Physiotherapeuten zu gehen.

Darauf verweist auch eine weitere Studie, die die Wirkung von Sport und Antidepressiva sowie Placebos verglichen hat.[5] Nach dem Zufallsprinzip hat man die über 200 Probanden in vier Gruppen eingeteilt: Gruppe 1 absolvierte ein beaufsichtigtes Ausdauertraining auf dem Laufband. Gruppe 2 tat dasselbe, allerdings zu Hause und ohne Aufsicht.

Gruppe 3 erhielt ein Antidepressivum, und Gruppe 4 bekam ein Placebo. Nach 16 Wochen zeigte sich, dass die depressive Symptomatik in der ersten Gruppe etwas stärker zurückgegangen war als in der dritten Gruppe, die das Antidepressivum genommen hatte. Bei den Teilnehmern der zweiten Gruppe verringerte sich ebenfalls die depressive Symptomatik – auch wenn das hier nicht ganz so ausgeprägt war wie bei den beaufsichtigten Teilnehmern. In der Placebogruppe reduzierte sich die depressive Symptomatik nur gering. Insgesamt gingen bis zum Studienende bei 46 Prozent aller Probanden die Symptome zurück, ein Jahr später sogar bei 66 Prozent. Dieser Anstieg war zwar unabhängig von der Gruppenzuordnung, allerdings konnte man feststellen, dass Patienten, die nach Ende der Studie weiter Sport trieben, weniger depressive Symptome zeigten als die Patienten, die keinen sportlichen Aktivitäten mehr nachgingen. Diese Studie gibt also ebenfalls Hinweise darauf, dass Sport sich tatsächlich positiv für Erkrankte auswirken kann.

Und dann gibt es noch eine spannende Metaanalyse mit über 100 000 Menschen, die mindestens drei Jahre lang beobachtet wurden.[6] Sie hat gezeigt, dass Sport und Depression invers-kurvenförmig zueinander stehen: Je mehr Sport wir treiben, desto weniger Depressionen haben wir – zumindest bis zu einem gewissen Punkt. Man kann die Wahrscheinlichkeit, an einer Depression zu erkranken, um circa 25 Prozent senken, wenn man sich (wie empfohlen) mehrmals die Woche sportlich betätigt. Experten gehen davon aus, dass 11 Prozent aller Depressionen verhindert werden könnten, wenn die erkrankten Menschen regelmäßig trainiert hätten.

Ich hoffe, ich konnte dir mit meinen Erklärungen und Studien zeigen, wie wichtig Sport für deine Psyche, deinen Körper und deine Zukunft ist. Wir halten uns mit Sport gesund, im Grunde ist er also eine Präventivmaßnahme. Stell dir mal vor, du hättest einen Hund, den du sehr liebst (oder vielleicht hast du sogar einen). Dem würdest du doch auch nicht jeden Tag einen Liter Cola und dazu Burger mit Pommes hinstellen und nie mit ihm Gassi gehen. Du würdest wollen, dass er möglichst lange möglichst gesund bleibt – und deshalb auf seine Fressgewohnheiten achten: Du würdest ihm frisches Wasser sowie hochwertiges Hundefutter geben und natürlich regelmäßig mit ihm spazieren gehen. Ich finde, wir sollten unserem eigenen Körper mit genau dieser Art von Respekt begegnen. Als würden wir uns um jemanden kümmern, den wir sehr lieben. Und dazu gehört eben unbedingt Sport. Unser Körper kann nämlich nur gesund bleiben, wenn er in Bewegung ist und genügend Muskelmasse hat. An dieser Stelle sollten wir uns abschließend noch einmal klarmachen, welches krasse Wunder unser Körper ist. Er trägt uns herum, beschert uns Orgasmen, ruht sich in der Nacht aus und schüttet Dopamin aus, damit wir glücklich sind und das Leben lieben. Ein Weg, ihm für all das zu danken, ist regelmäßiger Sport.

SPRECHSTUNDE
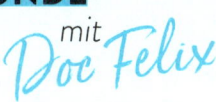 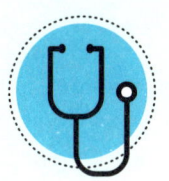

Ist es gesund, jeden Tag zu trainieren?
Genauso wichtig wie das Training selbst ist auch die Erholung. Wenn ich zu oft die gleichen Muskelgruppen beanspruche, kann das schädlich sein. Denn wenn ich in die Regeneration hinein trainiere, kann mein Körper die Fasern in der Muskulatur nicht mehr mit Aminosäuren versorgen. Dann werde ich vielleicht sogar schwächer. Bei diesem Prozess spielen auch die Satellitenzellen eine Rolle, die am Rand des Muskels sitzen. Es handelt sich bei ihnen um wenig differenzierte Zellen, die sich bei Aktivierung (beispielsweise durch Sport) im Gegensatz zu normalen Muskelzellen teilen können. So sorgen sie dafür, dass Muskelzellen, die beim Sport geschädigt wurden, schnell ersetzt werden – das ist die Regeneration. Hierfür ist es aber wichtig, dass die Muskelgruppen, die eine Schädigung beim Training erlitten haben, auch Erholung bekommen. Trotzdem kannst du natürlich jeden Tag trainieren, wenn du das möchtest. Du solltest dann eben nur darauf achten, dir immer unterschiedliche Muskelgruppen vorzunehmen, damit sich dein Körper ausreichend regenerieren kann.

Stimmt es, dass Frauen anders trainieren sollten als Männer?
Nein, das ist nicht richtig. Ihnen würde ich zum Beispiel im gleichen Maße wie Männern zum Kraftsport raten. Gerade für Frauen jenseits der vierzig kann das ein wichtiger Faktor sein, denn wenn sie in die Menopause kommen, leiden sie häufig an Osteoporose. Das hängt mit dem veränderten Hormonspiegel zusammen. Bei dieser Krankheit werden die Knochen brüchig, weil deren Dichte abnimmt. Sport kann dagegen helfen, denn durch Bewegung werden nicht nur die Muskeln stärker, sondern auch die Knochen. Kraftsport ergibt hier besonders viel Sinn, weil er sowohl die Muskeln als auch die Knochendichte stärkt. Ich würde aber auch jungen Frauen empfehlen, präventiv mit Gewichten zu arbeiten, um Muskeln aufzubauen. Ein Fitnessstudio brauchen sie dafür nicht mal

unbedingt. Krafttraining geht auch mit Wasserflaschen oder mit dem eigenen Körpergewicht. Und auch bei einer weiteren Sache kommt ihnen Sport zugute: Viele Frauen frieren viel leichter als Männer. Das liegt daran, dass sie von Haus aus weniger Muskelmasse haben, die gut durchblutet werden muss. Und damit auch weniger Heizkraft.

LOVE YOUR BODY

Wenn eines im Leben wichtig ist, dann, dass wir uns im eigenen Körper wohlfühlen. Dass wir unser Äußeres gut finden. Ich weiß, wovon ich spreche, denn als Jugendlicher fühlte ich mich selbst lange unwohl. Ich fand mich zu androgyn – und auch ein bisschen zu dick. Ich war schlaksig – und mein Bauch war für meinen Geschmack ein bisschen zu mollig. Mein Gesicht war nicht kantig, sondern rund wie eine Kugel. Ich wünschte mir, muskulöser und irgendwie »männlicher« zu sein.

Eine gute Beziehung zum eigenen Körper ist keine Selbstverständlichkeit und kein Selbstläufer. Vor allem auch deshalb nicht, weil wir mit teils widersprüchlichen Schönheitsidealen konfrontiert sind. Die einen fühlen sich von ihnen angespornt (ich zum Beispiel wollte ja immer aussehen wie ein Superheld mit Sixpack), andere fühlen sich eingeschüchtert.

Die Beziehung zum eigenen Körper verändert sich im Laufe des Lebens auch. Wir können uns das wie einen ewigen Prozess vorstellen. Mal gibt es gute, dann mal wieder weniger gute Zeiten …

Es braucht einfach eine Weile und auch ein bisschen Lebenserfahrung, aber dann ist es möglich, damit zufrieden zu sein, wie wir aussehen – und auch unsere unveränderlichen Merkmale zu akzeptieren und wertzuschätzen. Doch leider haben noch zu viele Menschen ihr Leben lang eine ungesunde, nicht gerade wertschätzende Beziehung zu ihrem Körper. Damit dir das nicht passiert, habe ich dieses Kapitel geschrieben.

Ich finde, die Beziehung zu unserem Körper ist wie eine Ehe. Man streitet sich, tut sich gegenseitig weh und verträgt sich im besten Falle wieder.

Manchmal verflucht man den anderen, dann liebt man ihn wieder heiß und innig. Man sieht andere (Körper), ist mit seiner Ehe unzufrieden und möchte sich lieber scheiden lassen. Und dann ist man doch wieder froh, verheiratet zu sein. Dass es diese Versöhnung immer wieder und am besten ab einem bestimmten Punkt auch dauerhaft gibt, ist sehr wichtig, denn leider (oder zum Glück) können wir uns von unserem Körper nicht trennen. Hier gilt *wirklich:* Bis dass der Tod uns scheidet.

Du bist übrigens bei Weitem nicht allein, wenn du dich unwohl in deinem Körper fühlst. Ich kenne einige Fitness-Influencer und auch Models, die jedem gängigen Schönheitsideal entsprechen – und selbst die kämpfen mit ihrem Aussehen wie viele andere Menschen auch. Sie finden manches an sich schön, anderes nicht. Und sie machen sich exakt dieselben – manchmal fiesen – Gedanken über ihr Aussehen wie du und ich. Und das, obwohl man von außen betrachtet davon ausgehen könnte, dass diese »Berufsschönheiten« mit ihren (jedenfalls aus unserer Perspektive) perfekten Körpern zufrieden und glücklich sein müssten. Aber es ist meistens nicht so, wie es scheint.

EVOLUTIONÄRE UND MODISCHE SCHÖNHEITSMERKMALE

Unser ungesundes Verhalten fängt schon damit an, dass viele von uns sich Stress machen, einem bestimmten Schönheitsideal zu entsprechen, das ausnahmslos eine Modeerscheinung ist. Ein Beispiel ist Kim Kardashian. Es gibt vielleicht ein paar Leute, die so aussehen wie sie – die diesem heutigen (!) Ideal exakt entsprechen. Aber das trifft eben nur auf eine extrem kleine Prozentzahl zu. Und ganz wichtig ist in diesem Zusammenhang außerdem, dass Kim Kardashian auch nicht so aussieht wie die ursprüngliche Kim Kardashian. Sie ist eher eine Kunstfigur, die viele Schönheitsoperationen hinter sich hat. Und mit ihr und diesen anderen gefilterten Ausnahmen vergleichen wir uns jetzt? Anstatt unser Augenmerk auf etwas viel Wichtigeres zu lenken?

Entscheidender ist nämlich, dass wir gesund sind.
Das ist es doch, worum es eigentlich gehen sollte.
Wir sind am Leben, wir sind hier!

Das sollten wir feiern, stattdessen fühlen wir uns oft in der eigenen Haut nicht wohl, sind unzufrieden. Damit muss Schluss sein. Das Gute ist, und jetzt kommen wir zu einem ganz wichtigen Punkt: Wenn du gesund bist, wirst du auch gleich als viel attraktiver von deiner Umwelt wahrgenommen – völlig ungeachtet der Schönheitsideale, die sich häufig an Trends orientieren und sich daher auch immer wieder ändern.

Wir Menschen finden automatisch attraktiv, was wir als gesund einordnen. Das bestätigt auch die Wissenschaft: Wenn beispielsweise der Hüftumfang einer Frau in einem bestimmten Verhältnis zu ihrem Taillenumfang steht, finden Menschen das sowohl in Äthiopien als auch in Frankreich attraktiv, weil es unbewusst als Zeichen für Gesundheit und Fruchtbarkeit empfunden wird. Das scheint universell so zu sein.[1]

Frauen hingegen empfinden bei Männern tendenziell Muskeln als ansehnlich. Sie werden oft mit Maskulinität, Stärke und einer Beschützerrolle assoziiert. Aber eine Studie hat außerdem gezeigt, dass sie auch intuitiv mit einem gesunden Immunsystem in Verbindung gebracht werden.[2] Dabei wurden männliche Probanden gegen Hepatitis B geimpft, später wurde dann ihre Immunantwort überprüft. Anschließend durften sich Frauen anhand von Fotos die attraktivsten Männer heraussuchen und ein Ranking erstellen. Das Ergebnis zeigte, dass die Männer mit der heftigsten Immunantwort auf die Impfung auch als am attraktivsten bewertet wurden. Gleichzeitig hatten sie die muskulösesten Oberkörper.

Bei beiden Beispielen spielt die evolutionäre Prägung eine entscheidende Rolle: Wir finden als potenzielle Partnerin oder als potenziellen Partner die Personen anziehend, die die besten Voraussetzungen dafür zu haben scheinen, dass wir gute Gene (wie eben ein stabiles Immunsystem) an unsere Nachkommen weitergeben können. Bei Männern wird es übrigens auch als attraktiv wahrgenommen, wenn sie ein kantiges Gesicht haben. Der springende Punkt ist hier der Fettanteil. Ab einem bestimmten Wert nehmen wir Menschen als ansprechender, weil gesünder, wahr.

Vielleicht denkst du jetzt: »Für mich gilt das nicht, ich finde xy attraktiv.« Vollkommen richtig! Hier geht es natürlich auch nur um den Durchschnitt, jeder Mensch hat letztendlich unterschiedliche Vorlieben. Was wir aber festhalten können: Viele vermuten, dass das, was wir schön finden, ausschließlich durch die Medien bestimmt wird – das stimmt nicht.

Denn es gibt eine Fülle an Studien, in denen die Existenz der evolutionären Schönheitsmerkmale, von denen ich eben ein paar genannt habe, ohne Zweifel nachgewiesen werden konnte. Dazu zählt auch die Symmetrie, die wir seit Menschengedenken als gesund wahrnehmen und daher als erstrebenswert erachten. Zum Beispiel finden wir es schön, wenn die linke Gesichtshälfte ähnlich aussieht wie die rechte. Unsere Vorliebe für Symmetrie führt sogar so weit, dass wir sie in der Kunst besonders schätzen.[3]

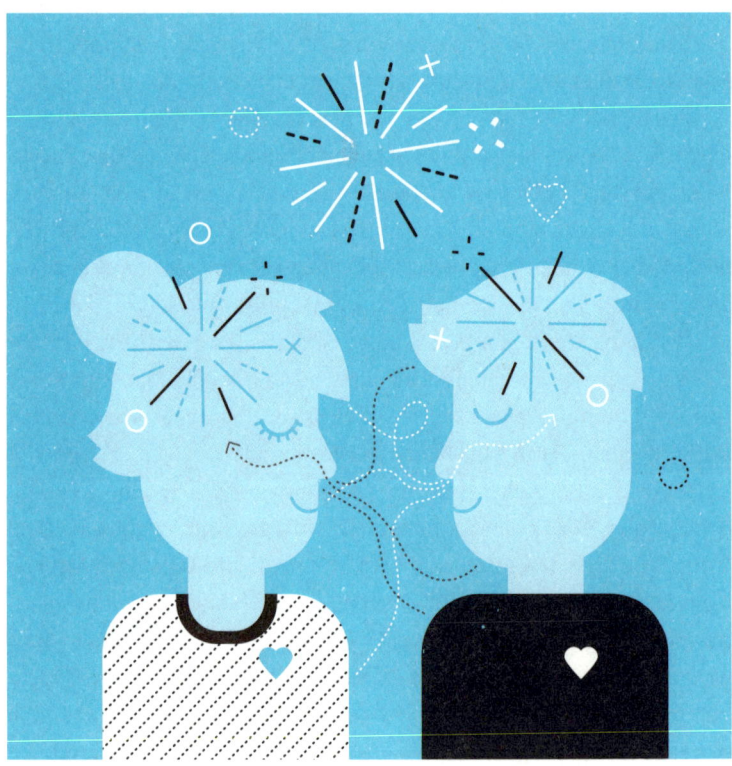

Attraktivität hat aber nicht nur mit einem gesunden Aussehen zu tun, sondern auch mit dem Geruch. Durch Pheromone (das sind Botenstoffe, die dem Informationsaustausch zwischen Lebewesen einer Art dienen) erkennen wir unbewusst, ob ein Mensch andere DNA-Merkmale hat als wir selbst, und nehmen ihn dementsprechend als attraktiv oder unattraktiv wahr. Der Hintergrund ist wieder ein evolutionsbiologischer: Wenn die Merkmale eines Mannes und einer Frau sehr unterschiedlich sind, wird ihr Kind ein vielfältiges Erbgut erhalten und daher tendenziell besser gegen Krankheiten gewappnet sein. Darauf, wie unsere Pheromone auf andere wirken, können wir aber keinerlei Einfluss nehmen.

Also, fassen wir einmal zusammen:
- Fettanteil,
- Symmetrie,
- Muskeln,
- das Verhältnis von Hüft- und Taillenumfang sowie
- der Geruch –

all das sind evolutionäre Schönheitsmerkmale, denn sie alle werden mit Gesundheit assoziiert.

Daneben gibt es dann die modischen Schönheitsmerkmale, darunter
- die Figur,
- die Art der Frisur,
- die Haarfarbe oder
- die Körperbehaarung –

sie unterliegen Trends und sind gesellschaftlich bedingt.

Denn natürlich beeinflussen auch die Medien und Unternehmen, was wir schön finden. In den Neunzigerjahren hat eine Rasiermarke zum Beispiel eine Kampagne gefahren, um den Menschen zu sagen, dass Haare im Intimbereich und unter den Achseln unhygienisch seien. Medizinisch ist das natürlich absoluter Blödsinn! Und obendrein greift man die Haut ja immer wieder an, wenn man sich rasiert. Deshalb entstehen häufig auch rote Pickelchen. So viel zu modischen Schönheitsidealen.

Ich finde, dass dieses Hintergrundwissen dabei helfen kann, das eigene Schönheitsideal zu hinterfragen. In den Neunzigerjahren war der »Heroin-Chic« total en vogue, also sehr schmale, abgemagerte Körper. Ich kenne ihn, weil das britische Model Kate Moss ihn damals bekannt gemacht hat. Aber schon vor ihr war das mal für eine Zeit lang ein Trend, »erfunden« vom US-amerikanischen Model Gia Carangi. Und heute gilt eben eine Kim Kardashian mit ihrem großen Po und den unnatürlichen Rundungen als das Maß aller Dinge. Das Schönheitsempfinden geht mit der Mode und unterliegt auch kulturellen Unterschieden, das sollten wir uns immer klarmachen.

Es gibt eine Erkenntnis, die mein Leben verändert hat: Du kannst machen, was du willst, du wirst höchstwahrscheinlich immer mal wieder die fiesen Stimmen über deinen Körper in dir hören. Egal wie vermeintlich perfekt du bist. In schwachen Momenten kommen die Stimmen – wenn du aber in einer sehr guten Verfassung bist, haben sie keine Chance! Daher mein Appell: Wenn du das mit den modischen Schönheitsidealen und deinem inneren Kritiker jetzt verstanden hast, versuch in einem nächsten Schritt, damit aufzuhören, ständig negativ über dich zu denken.

Wenn das so einfach wäre! Ist es nicht, ich weiß! Probier doch mal folgenden Gedanken für dich aus: Du kannst an nichts denken, du kannst negativ denken oder du kannst positiv denken. Anstatt dich zu betrachten und wie sonst immer (das kenne ich auch sehr gut von mir!) zu sagen: »Ich bin zu klein, ich mag meine Brüste nicht, ich finde meinen Bauch doof«, fragst du dich jetzt: Was ist schön an mir?

Natürlich können wir mit einer gesunden Lebensweise viel dafür tun, dass unser Körper toll aussieht. Es ist ja allein schon so, dass du auf andere automatisch gepflegt wirkst, wenn du beispielsweise deine Zähne putzt und keinen Mundgeruch hast. Wenn du lächelst, empfindet dein Gegenüber es als deutlich attraktiver, wenn du Zähne im Mund hast, als wenn du keine hättest – klar. Und wenn du Sport treibst und dadurch durchtrainiert aussiehst, wirkt das auf deine Mitmenschen ebenfalls automatisch attraktiv. So sind wir Menschen eben evolutionär gepolt. Wir fühlen uns von Gesundheit und Vitalität angezogen.

Ein weiteres Beispiel für Attraktivität ist volles Haar. Wenn wir an einem Mangel an Kalorien oder an Mikronährstoffen wie Eisen leiden, fallen unsere Haare aus oder werden brüchig. Es gibt natürlich auch Schilddrüsenunterfunktionen und Krankheiten, die zu Haarausfall führen. Und bei Männern muss auch der erblich bedingte Haarausfall erwähnt werden. Wenn du weißt, dass du nichts dagegen tun kannst, dann versuch das Beste daraus zu machen und deinen Körper so anzunehmen, wie er ist. Viele Stars wie Bruce Willis, Jason Statham und Jada Pinkett Smith sehen meiner Meinung nach Weltklasse aus, obwohl sie keine Haare haben. Liegt der Grund bei dir aber in einem Mangel an Nährstoffen oder hast du eine behandelbare Krankheit, dann versuch diese zu therapieren und deinem Körper durch eine gesunde Ernährung genau das zu geben, was er braucht, um wieder starke Haare bilden zu können.

Das ist ein wichtiger Punkt: Es gibt Merkmale an deinem Körper, die du durch Sport und Ernährung nicht verändern kannst. Etwa deine Größe, die Länge deiner Beine, das Aussehen deiner Hände und die Struktur deiner Haare (lockig, glatt, dünn), um mal ein paar Beispiele zu nennen. Was wir alle lernen müssen, ist, unsere unveränderlichen Körpermerkmale zu akzeptieren und uns im besten Falle sogar mit ihnen anzufreunden. Jeder Mensch – ja, auch Angelina Jolie oder Chris Hemsworth – hat etwas an ihrem oder seinem Körper, auf das sie oder er verzichten könnte. Vielleicht eine als (zu) breit empfundene Hüfte, ein hoher Haaransatz, Sommersprossen oder ein ausladendes Kinn.

BODY POSITIVITY

Und hier sind wir nun bei einem Thema angekommen, das in der letzten Zeit zu einer großen gesellschaftlichen Debatte geworden ist: Body Positivity. Ein wichtiger Aspekt von Body Positivity ist es nämlich, ein gutes Körpergefühl zu entwickeln und weniger Wert auf die Bewertung von außen zu legen. Und genau das würde ich dir in Bezug auf deine unveränderlichen Körpermerkmale empfehlen!

Historisch gesehen ist Body Positivity eine Bewegung aus den Siebzigerjahren des letzten Jahrhunderts. Sie wurde von übergewichtigen schwarzen Frauen in Amerika ins Leben gerufen.[4] Heutzutage wird Body Positivity allerdings teilweise instrumentalisiert. Von einer ganzen Reihe von Leuten wird das Konzept, so kommt es mir vor, insbesondere in den sozialen Medien als Rechtfertigung für einen ungesunden Lebensstil verwendet. Ihre These lautet dann in etwa: Du kannst essen und trinken, was du willst. Schließlich spielt es keine Rolle für die Gesundheit. Diese Haltung finde ich als Arzt schwierig, weil sie nichts mit Positivität zu tun hat. Natürlich kann ich nachvollziehen, dass jeder und jede am liebsten hören würde, dass er oder sie bleiben kann, wie er oder sie ist. Logischerweise mag keiner es, in einer Praxis zu sitzen und zu hören, dass man eine ungesunde Menge an Körperfett hat oder mit dem Rauchen aufhören sollte. Kritik tut immer auch ein bisschen weh, egal in welcher Lebenssituation sie einen trifft.

Ein Problem für den Selbstwert und das Körpergefühl kann entstehen, wenn schon in der Kindheit das Körpergewicht mit der Zuneigung der Eltern gekoppelt wird. Wie ich schon erwähnte, war ich als Kind eher moppelig und wurde zum Sport gezwungen. Wenn der Becher Kakao dann von meiner Mutter kommentiert wurde (»Felix, du weißt schon, dass das eine ganze Mahlzeit ist«), dann entsprach das sicherlich ihrem Wunsch, dass ich mich gesund ernähre. Mir ist es in dieser Situation aber dann sehr schwergefallen zu verstehen, dass ich genau so richtig und wertvoll bin, wie ich bin. Als Erwachsener, der sich mit dem Thema intensiv beschäftigt hat, kann ich die Situation nun besser einschätzen: Ich weiß, dass ich als Mensch ganz unabhängig von meinem Gewicht liebenswert und richtig bin. Das heißt aber nicht, dass ich mich im Leben nicht anstrengen muss und dass ich nicht für meine Gesundheit aktiv sorgen muss.

Dieses ganze Du-bist-genug-wie-du-bist empfinde ich ebenfalls als schwierig. Bei der Body-Positivity-Bewegung heißt es schnell: Ich bin genug, also esse ich Pizza. Ich bin genug, also muss ich keinen Sport treiben.

Ja, du bist genug, jeder Mensch ist das, und trotzdem kann es sinnvoll sein, sich anzustrengen und auch mal gegen den inneren Schweinehund zu kämpfen – für die eigene Gesundheit. So wirst du auch ein glücklicheres Leben führen. Denn mit Übergewicht steigt nachgewiesenermaßen das Risiko von Herz-Kreislauf-, Stoffwechsel- und Gelenkerkrankungen sowie Erkrankungen von Organen wie Leber, Gallenblase und Niere.[5]

Ich will dir davon unabhängig aber klarmachen: Du bist wertvoll, egal wie du aussiehst, wie viel Geld du hast, was du besitzt. Du bist ein wertvoller Mensch! (Im Grunde schreibe ich diese Zeilen hier auch für den kleinen Felix in mir auf.)

Body Positivity jedenfalls bedeutet für mich, die unveränderlichen Merkmale des Körpers gut zu finden. Niemand soll sich für seinen Körper schämen. Jede und jeder soll sich so annehmen, wie sie oder er ist. Das soll aber eben nicht bedeuten, dass wir unseren Körper behandeln können, als wäre es nicht wichtig, sich gesund zu ernähren und Sport zu treiben.

Im Zusammenhang mit Body Positivity gibt es noch drei weitere Begriffe, die wichtig sind.

Beginnen wir mit Body Acceptance. Ich interpretiere den Begriff so, dass ich meinen Körper annehme. Wie kann das gelingen? Viele Menschen, die Probleme mit ihrem Körper haben, machen folgenden Fehler, den ich übrigens früher auch gemacht habe: Sie identifizieren sich mit ihrem Körper. Früher habe ich gedacht, ich *sei* mein Körper. Wenn man so denkt, dann verknüpft man seinen Selbstwert automatisch mit seinem Körper. Es ist aber ein großes Problem, wenn die Leute denken, sie seien ihr Körper, denn das stimmt nicht. Sie sind ja so viel mehr als das. Hier hilft es unglaublich, zu sich selbst immer wieder zu sagen: Ich *habe* einen Körper.

Denn so verlagert man das ganze Thema rund um den Körper nach außen. Also: Ich *bin* nicht mein Körper. Ich *habe* einen Körper.

Wenn ich also einen Körper habe, in dem ich sozusagen wohne, dann lohnt es sich, ihn ab jetzt positiv zu betrachten. Und ihm etwas Gutes zu tun. Auch das ist für mich Body Positivity. Ich zähle in Gedanken nicht mehr auf, was mir alles nicht gefällt. Sondern überlege bewusst, was ich gut finde.

Und hier habe ich eine kleine Übung für dich. Liste doch mal fünf Sachen auf, die dir an deinem Körper gut gefallen. Los geht's:

1. ....

2. ....

3. ....

4. ....

5. ....

Wenn dir das schwergefallen ist, solltest du dir ab jetzt jeden Tag überlegen, was dir an deinem Körper gefällt – es lohnt sich! Denn dein Körper ist nicht weniger als ein Wunder. Mir persönlich ist das anfangs ehrlich gesagt auch sehr schwergefallen, und ich habe lange gebraucht, um die fünf vollzukriegen. Aber dann war ich sehr überrascht, was mir alles an meinem Körper gefällt. Und ich hoffe, dir geht es jetzt gerade genauso.

Nun gibt es noch Leute, die meinen, wir sollten uns insgesamt weniger mit unserem Körper beschäftigen, um unser Selbstwertgefühl nicht von unserem Äußeren abhängig zu machen. Sie nennen das Body Neutrality. Ich sehe hier allerdings die Gefahr, dass man das dann so versteht, dass der Körper neutral und damit auch irgendwie egal ist. Dazu habe ich eine ganz deutliche Meinung: Überleg dir mal, was dein Körper alles für dich macht. Wenn ich darüber nachdenke, was ich meinem Körper manchmal alles antue! Von intensiven Sporteinheiten über Alkohol über Fastfood bis hin zu wenig Schlaf. Und dass mein Körper das alles einfach so mitmacht und immer wieder regeneriert – das ist doch unglaublich!

Unser Körper ist ein wahres Wunderwerk: Er kann sich selbst entgiften, er ist in der Lage, Glückshormone zu produzieren, er kann sogar einen vollständig neuen Menschen erschaffen! Wie fantastisch ist das alles bitte? Der Körper ist meiner Meinung nach alles, aber nicht neutral!

Der Grundgedanke der Body Neutrality sollte daher rein gesellschaftlicher Natur sein. Nämlich dass es egal ist, wie man aussieht oder was es gerade für einen Trend gibt. Dass wir uns von (egal welchen) modischen Schönheitsidealen befreien und den Körper nicht mehr zum Gegenstand von gesellschaftlichen Bewertungsmustern machen. Niemand sollte wegen seines Aussehens anders behandelt werden. Und trotzdem sollten wir uns gut um unseren Körper kümmern.

SORG FÜR MEHR BODY LOVE

Deshalb plädiere ich für mehr Body Love!

Behandle deinen Körper so, als würdest du ihn lieben. Wenn du einen Hund hast, den du liebst, wie behandelst du ihn? Was kriegt er zu fressen? Gibst du ihm häufig Auslauf? Machst du das mit deinem eigenen Körper genauso? Führ ihm gute Lebensmittel zu, damit er gesund bleibt und all die komplexen Aufgaben erledigen kann, die ein Körper Minute für Minute ungefragt macht, damit du am Leben bleibst. Gib ihm genügend Bewegung, Schlaf, Tageslicht, Sauerstoff, damit er es gut hat. Das ist für mich Body Love.

Natürlich ist es nicht für alle Menschen einfach, ihren Körper zu lieben. Viele fühlen sich leider ausgegrenzt, weil sie unveränderliche Merkmale haben, die in unserer Gesellschaft nicht als schön gelten. Etwa kleinwüchsige Menschen, Rollstuhlfahrer oder Opfer von Brandunfällen. Der persönliche Einflussbereich, hier etwas zu ändern, ist viel kleiner als beispielsweise bei mir oder vielleicht auch bei dir. Aber ich weiß von einigen solchen Menschen, die trotzdem lernen konnten, ihren Körper zu lieben. Ich kenne einen Rollstuhlfahrer, der Fitnesstrainer geworden ist. Oder Säureopfer, die Influencer für Haut wurden, weil sie verstanden haben, was für ein wichtiges Organ die Haut ist. Ich finde das sehr inspirierend. Daran sollten wir uns ein Beispiel nehmen.

Dann gibt es aber auch Krankheiten, bei denen wir einen großen persönlichen Einflussbereich haben, etwa Adipositas. Zu viel zu wiegen ist kein unveränderliches Merkmal. Statistisch gesehen sind circa 46 Prozent aller Frauen und 60 Prozent aller Männer in Deutschland übergewichtig.[6] Natürlich gibt es Schilddrüsenerkrankungen oder die Wirkung von Medikamenten, die für eine Gewichtszunahme verantwortlich sein können, wie beispielsweise die von Antipsychotika oder der Antibabypille. Aber solche Fälle sind nicht die Regel. Der Hauptgrund von Adipositas ist das Missverhältnis zwischen Kalorien, die man sich zuführt, und denen, die man verbraucht. Also zu viel Essen bei gleichzeitig zu wenig Bewegung. Ich weiß, dass es für die allermeisten Menschen schwierig ist abzunehmen. Das ging mir auch so, als ich meinen Bauchspeck loswerden wollte. Auf der anderen Seite halte ich es aber für riskant, Übergewicht als unveränderliches Merkmal hinzunehmen.

Adipositas ist übrigens eine multifaktorielle Krankheit. Die Ursachen können also vielfältig sein. Es gibt Menschen, die Sport machen und sich einigermaßen gesund ernähren und trotzdem eher zu Übergewicht neigen. Und es gibt Menschen, die futtern den ganzen Tag Fastfood, sind schlank und bewegen sich nicht. Teilweise liegt es an unseren Genen, teilweise spielt die Ernährung der Mutter während der Schwangerschaft eine Rolle, ob wir zeit unseres Lebens zu Übergewicht neigen. Mir ist das wichtig zu erwähnen, weil ich selbst die ganze Zeit versuche, meiner Genetik »wegzulaufen«, und es auch als ungerecht empfinde, dass andere Menschen nicht so auf ihre Ernährung und Sport achten müssen wie ich. Ich versuche aber, mich so wenig wie möglich damit zu beschäftigen, wie viel leichter es andere Menschen haben – sowohl beim Sport als auch bei der Ernährung, aber auch in der Schule oder im Beruf. Wir haben als Menschen nicht alle dieselben Voraussetzungen (genetisch, sozial, biografisch ...), das ist klar! Doch versuche ich, aus meinen spezifischen Umständen das Beste zu machen, und ich hoffe, du machst das ab jetzt auch!

Zu viel zu essen kann natürlich immer mal wieder im Leben vorkommen. Ich spreche hier von Extremsituationen wie einer Trennung, einem Trauerfall oder einer Lebenskrise. Für einen gewissen Zeitraum ist es vollkommen okay und absolut nachvollziehbar, mehr zu essen. Jeder kann verstehen, dass man manchmal aus emotionalen Gründen Heißhunger auf bestimmte Nahrungsmittel hat. Dass man sich aber grundsätzlich – als eine Art Lebenseinstellung – damit abfindet, für immer adipös zu sein, halte ich für eine verpasste Chance.

Das Doofe ist natürlich, dass viele Sachen, die Spaß machen, ungesund sind. Ich bin zum Beispiel ein großer Fan von gelegentlichem (!) Alkoholkonsum. Ich liebe außerdem Pizzaabende, ich mag Fastfood – und Süßigkeiten finde ich auch toll. Wie traurig wäre bitte schön ein Leben ohne Schokolade? Ich möchte in einer Welt, in der es keine Schokolade, keine Pizza und keine Pommes gibt, nicht existieren. Letztendlich macht die Dosis das Gift.

Einmal die Woche ist es voll okay, Pizza zu essen. Jeden Tag wäre es sehr ungesund. Was ich dir unbedingt mitgeben möchte, ist, dass du bei der Ernährung nicht (mehr) negativ denkst. Stattdessen überlegst du dir: Was muss ich meinem Körper geben, damit er gut funktionieren kann? Das Großartige ist ja, dass wir eine ganze Menge dazu beitragen können, um mit unserem Körper ins Reine zu kommen. Dazu empfehle ich dir alle gesundheitsfördernden Verhaltensweisen, die ich am Ende des Buches zusammengefasst habe.

Es gibt unzählige Studien, die zeigen, dass es einen großen Zusammenhang zwischen körperlicher und mentaler Gesundheit gibt. Bei einer dieser Studien beispielsweise hat man die Ernährung von depressiven Jugendlichen umgestellt – und zwar auf konsequent gesund.[7] Nach wenigen Wochen haben sich die Wissenschaftler angeschaut, wie es den Jugendlichen durch die neue Ernährungsweise ging: signifikant besser!

Ich finde, es ist ein wenig wie bei einem Hausputz. Kennst du das geniale Gefühl, wenn deine Bude blitzblank ist? Das fühlt sich doch einfach fantastisch an! Und so geht es uns auch mit unserem Körper. Wenn wir uns gut um ihn kümmern, wie um unseren besten Freund oder unsere beste Freundin, und lernen, unsere unveränderlichen Merkmale zu lieben – also einfach für mehr Body Love sorgen –, dann lebt es sich in ihm einfach viel schöner.

SPRECHSTUNDE
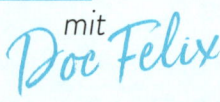 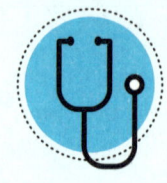

Wie schaffe ich es, mich in meinem eigenen Körper wohler zu fühlen?

Das schaffst du, indem du das, was du verändern kannst und verändern willst, auch tatsächlich veränderst. Das heißt, werde aktiv und tu was für dich! Das mag anstrengend klingen und Überwindung kosten, aber oftmals haben wir mehr Einfluss, als uns bewusst ist oder wir uns eingestehen wollen. Deshalb schau doch erst mal, welche Aspekte du an dir als veränderungsbedürftig einschätzt. Ist es deine Frisur, dein Kleidungsstil, sind es deine abgekauten Fingernägel, ist es deine Größe oder deine Fitness? Du wirst feststellen, dass sich einige dieser Aspekte verändern lassen. Jetzt liegt es an dir, diese Veränderung auch herbeizuführen: Manchmal ist es nur der Friseurtermin, und manchmal kann das auch ein längerer Prozess sein, der sich aber lohnt. Denn das Gefühl, wenn du es geschafft hast, wird dich unglaublich stärken und stolz machen.

Auch das Mindset ist hier wieder wichtig: sowohl was die Veränderung angeht als auch den Blick auf dich selbst. Wir neigen zum defizitären Denken und damit zur ständigen Fehlersuche. Die kann uns zwar durchaus aufzeigen, worin wir uns verändern oder wo wir wachsen wollen, aber sie kann uns auch ziemlich runterziehen. Deshalb richte den Scheinwerfer vor allem auf das, was du an dir magst!

Was kann ich tun, wenn ich abnehmen möchte?

Mein Ratschlag ist, gar nicht so sehr auf den Zustand, also das aktuelle Gewicht zu schauen. Wir alle legen viel zu viel Wert darauf, was die Waage anzeigt. Dabei geht es mehr darum, wie gesund du dich im Alltag verhältst. Also weg mit der Waage! Wenn du etwa übergewichtig bist, aber trotzdem einen gesunden Lebensstil pflegst und so viele gesundheitsfördernde Verhaltensweisen wie möglich in deinen Tag integrierst, sind die Auswirkungen deines Übergewichts medizinisch deutlich geringer, als wenn du einem ungesunden Lebensstil nachgehst. Und natürlich kannst du auch mit Übergewicht regelmäßig Sport treiben, das würde ich dir unbedingt ans Herz legen. Wir alle profitieren davon, möglichst viele gesundheitsfördernde Verhaltensweisen in unseren Alltag einzubauen.

Es ist für mich extrem schwer, Gewicht zu verlieren. Woran liegt das?

Bei vielem, was mit unserem Körper zu tun hat, spielt die Genetik eine Rolle. Wie er beschaffen ist, wie er auf Lebensmittel reagiert oder wie sein Stoffwechsel funktioniert, ist von Person zu Person unterschiedlich. Manche Menschen müssen nur an Schokolade riechen und haben schon das Gefühl, zuzulegen. Andere können alles in sich hineinstopfen und bleiben immer schlank.

Ich zum Beispiel muss ganz schön hart beim Training an den Gewichten arbeiten, um Muskelmasse aufzubauen. Der Körper meines besten Freundes hingegen ist von Haus aus deutlich muskulöser und baut dadurch schneller Masse auf. Das kann man unfair finden. Oder aber man findet sich damit ab, wie der eigene Körper tickt – und macht das Beste draus. Dafür habe ich mich entschieden. Und du solltest das auch tun, dir selbst zuliebe.

TRAINIER DEINE ABWEHRKRÄFTE

Wer gesund bleiben will – und wer will das nicht? –, braucht ein gut funktionierendes Immunsystem. Das weiß irgendwie jeder. Aber was ist das Immunsystem eigentlich genau?

Es ist unser körpereigenes Abwehrsystem, das uns von Krankheitserregern befreien will (kleiner Nerdeinschub: *immunis* ist Latein und bedeutet »frei von«). Das heißt, es reagiert auf Bakterien, Viren, Pilze, Parasiten und andere Schadstoffe wie Gifte oder Substanzen, die uns krank machen können. Und was man nicht vergessen darf: Dieses Abwehrsystem reagiert auch auf körpereigene Zellen, wenn diese uns schaden, wie etwa bei einer Krebserkrankung. Damit es uns schützen kann, muss es natürlich die verschiedenen Schädlinge aktiv finden, erkennen und schnell reagieren. Nach dem Motto: Sicher ist sicher! Dafür arbeiten viele Moleküle, Zellen und Organe zusammen. Es gibt also nicht *den einen* Ort im Körper, wo das Immunsystem in Alarmbereitschaft sitzt. Besonders wichtig sind aber:

- das Lymphsystem (dazu gehören das Knochenmark zur Bildung vieler Bestandteile des Immunsystems, der Thymus für die T-Zellen-Bildung, die Milz mit ihrer Filterfunktion und die Mandeln, die Erreger aufhalten und abtöten können),
- das Blut mit seiner Transport- und Kommunikationsfunktion für die Immunzellen sowie
- der Darm als Zuhause für zahlreiche Immunzellen.

Wie du sicherlich ahnst, handelt es sich hier um ein wirklich kompliziertes System, was da ständig für uns arbeitet. Aber es ist auch beeindruckend – und ich möchte dich gern mit meiner Faszination für unseren Körper »anstecken«. Deshalb stelle ich dir unser Immunsystem kurz vor. Du behältst einfach im Hinterkopf, dass das eine reduzierte Darstellung ist, okay?

Zunächst einmal haben wir sehr hilfreiche Mechanismen wie unsere Haut, Haare und Nägel als ersten äußeren Schutz. Außerdem haben wir Schleimhäute, Speichel, Tränen und andere Flüssigkeiten mitsamt spezialisierten Zellen und bestimmten Enzymen, genauso wie nützliche Mikroorganismen (beispielsweise Bakterien), die unter anderem im Darm oder auf der Haut leben, oder auch unsere Reflexe wie Husten.

All das hat sich für unseren Schutz entwickelt und wirkt ziemlich gut. Aber da gibt es noch mehr. Vielleicht hast du schon einmal vom angeborenen und erworbenen Immunsystem gehört. Die erste Immunreaktion passiert durch unser **angeborenes Immunsystem**. Das hat sich mit der Evolution entwickelt und ist nicht mehr lernfähig. Dafür ist es immer verfügbar, reagiert schnell und ist breit gefächert (man spricht dabei von der unspezifischen Immunantwort). Oft reicht das auch schon – und wenn nicht, dann haben wir ja noch die **erworbene Immunabwehr**, die stetig dazulernt, also anpassungsfähig ist und ein Gedächtnis hat. Dieses Immunsystem kommt nicht immer zum Einsatz, ist dafür aber effektiver. Es erkennt die Strukturen in Erregern wieder (das sind die Antigene) und bildet dafür entsprechende Antikörper (Immunglobuline) aus unseren B-Zellen. Außerdem spielen hier T-Zellen eine wichtige Rolle, die körperfremde Zellen erkennen und dafür sorgen, dass diese entfernt werden.

Und es gibt noch viel mehr Zellen, die hier wirken, zum Beispiel:

Monozyten und Makrophagen: Monozyten sind die Ersten, die alarmiert werden, wenn Krankheitserreger in das Gewebe eingedrungen sind. Dort angekommen, aktivieren sie andere Abwehrzellen und werden selbst zu Makrophagen, also Riesenfresszellen. Ihr Name sagt schon alles: Sie fressen die Erreger.

Neutrophile Granulozyten: Sie machen einen großen Teil unserer weißen Blutkörperchen aus, reagieren superschnell und verhindern, dass sich Bakterien ungehindert ausbreiten.

Verschiedene Zytokine: Chemokine rufen andere Immunzellen herbei; Interferone aktivieren andere Immunzellen und sind für die Virenabwehr wichtig; Interleukine sorgen für die typischen Entzündungsreaktionen wie Fieber und unterstützen die Kommunikation zwischen den Immunzellen.

Natürliche Killerzellen: Ihr Name ist Programm, sie können zwischen gesunden und kranken Zellen unterscheiden und zerstören Tumor- und Viruszellen. Außerdem sind sie für die Regulation von Immunantworten wichtig.

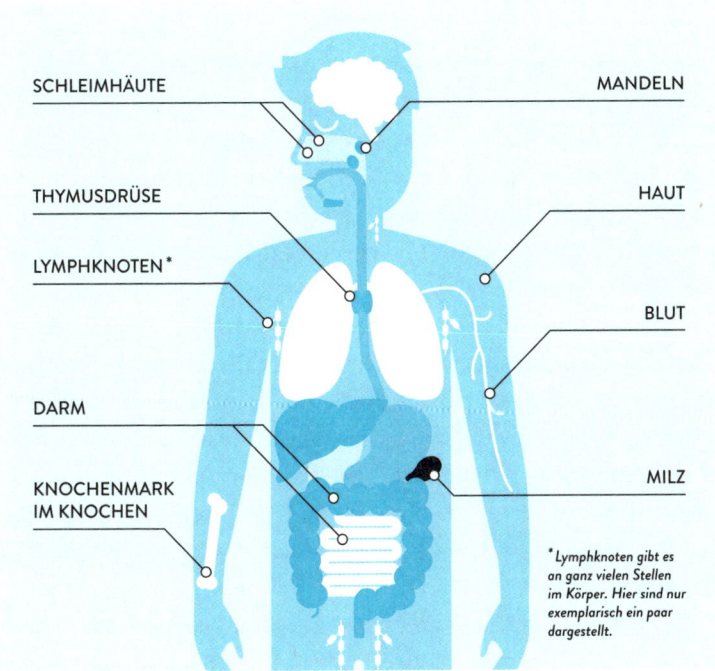

*Lymphknoten gibt es an ganz vielen Stellen im Körper. Hier sind nur exemplarisch ein paar dargestellt.

Das Immunsystem ist also ganz schön kompliziert – und diese Vielschichtigkeit spiegelt sich auch in der Studienlage wider: Viele Studien beschäftigen sich mit spezifischen Krankheiten, manche mit bestimmten Altersgruppen oder anderen Merkmalen. Immer mehr geht es aber glücklicherweise auch um Prävention. Aber weil es so viele Einflussfaktoren auf das Immunsystem gibt, es nicht selten Selbstberichte der Probanden sind und oft nur kleinere Stichproben genommen werden, fehlt es zum Teil an aussagekräftigen Ergebnissen. Doch gerade weil das Immunsystem so wichtig und eben auch verletzlich ist, stelle ich dir jetzt vor, was aus meiner Sicht zentrale Aspekte für ein gutes Immunsystem sind, die wir beachten können.

GUTES IMMUNSYSTEM DURCH SCHWITZEN

Immer wieder heißt es: Wer sein Immunsystem stärken will, soll in die Sauna gehen. Kann sie aber wirklich unsere Abwehrkräfte aktivieren?

Ich weiß nicht, wie es dir geht, aber früher habe ich es überhaupt nicht gemocht, in die Sauna zu gehen. Mittlerweile liebe ich es: Sauna entspannt mich total. Ich finde es wunderbar zu schwitzen, ohne dass ich mich dabei körperlich anstrengen muss. Und davon, dass Saunagänge gesundheitliche Vorteile für uns haben, war ich schon immer überzeugt.

Denn es ist so: Im Winter befindet sich unser Körper in einer permanenten Habachtstellung. Drinnen herrscht die warme und trockene Heizungsluft, draußen ist es kalt und feucht. Hinzu kommen die Krankheitserreger, die abgewehrt werden müssen. Unser Immunsystem ist also gefragt. Und wie so oft im Leben fallen uns Dinge leichter, wenn wir sie geübt haben. Der Warm-kalt-Wechsel, den wir mit dem Schwitzen in der Sauna bewusst provozieren, kann genau das trainieren: mit Kälte und Wärme umzugehen.

Der Körper ist mit einer Thermoregulation ausgestattet, die dafür sorgen soll, unsere Kerntemperatur zu halten – komme, was wolle! Sorgen also äußere Gegebenheiten dafür, dass wir zu warm oder kalt werden, kommen geschickte Mechanismen ins Spiel.

Was passiert hier genau im Körper? Wenn es zu heiß ist, muss unser Körper dafür sorgen, Wärme abzugeben. Dafür erweitert er unsere Gefäße, und die Hautdurchblutung wird ordentlich angekurbelt. Wenn du also nächstes Mal in die knallroten Gesichter deiner Mitsaunierenden schaust, weißt du, dass hier der Körper gut arbeitet, um mit der Hitze fertigzuwerden. Den anderen Mechanismus kennst du auch: schwitzen.

Bei Kälte ist es genau andersrum: Hier geht es darum, so wenig Wärme wie möglich abzugeben. Dabei ziehen sich die Blutgefäße in der Haut zusammen, sodass sie nicht mehr so viel Wärme abgeben können und der Körper weniger Wärme verliert. Auch die Gänsehaut entsteht bei Kälte, da sich durch den Reiz kleine Muskeln, die an jedem einzelnen Haar sitzen, zusammenziehen und so die Haare aufrichten. Wenn das nicht reicht und wir über einen längeren Zeitraum Kälte ausgesetzt sind, dann beginnen wir zu zittern. Das Kältezittern ist ein wichtiger Prozess, denn damit wird deine Muskelaktivität gesteigert.

So produzierst du Wärme, um deinen Körper zu schützen. Außerdem kann die Stoffwechselproduktivität um das Fünffache steigen. Deine Hände, Beine und Füße werden kalt. Es beginnt eine sogenannte Zentralisierung, denn für deinen Körper ist wichtig, dass deine Organe weiterhin gut durchblutet sind. Weil Hände und Füße nicht überlebenswichtig sind, werden sie übrigens als Erstes kalt – du kennst das bestimmt.

Die Sauna ahmt dieses Wechselspiel aus draußen und drinnen durch die starke Hitze und das folgende sehr kalte Abbaden nach – auf extreme Weise. Unser Körper erlebt also einen Trainingseffekt, wenn wir in die Sauna gehen. Es gibt auch Untersuchungen, die darauf hindeuten, dass wir mit Saunieren unsere Abwehr stärken.

Eine Studie wollte zum Beispiel herausfinden, ob Saunabaden die Häufigkeit von Erkältungen verringern kann.[1] Diese sind ja unsere Nummer-eins-Krankheit – die uns zwar nicht umbringt, uns aber wahnsinnig auf die Nerven geht. Man hat also 50 Probanden in zwei Gruppen eingeteilt und sie über den Untersuchungszeitraum hinweg berichten lassen, wie lang, oft und schwer sie krank waren. Gruppe A wurde ganz klassisch einmal in der Woche für acht bis zwölf Minuten in die Sauna geschickt, musste sich danach mit kaltem Wasser abduschen, dann ausruhen – und das Ganze jeweils zwei- bis dreimal wiederholen. Die Studie lief über einen Zeitraum von sechs Monaten. Gruppe B ging während dieser Zeit überhaupt nicht in die Sauna. Und was ist dabei herausgekommen?

In Gruppe A kam es immerhin noch in 33 Fällen zu Erkältungen, Schnupfen oder Heiserkeit. Bei Gruppe B waren es sogar 46. Die Gruppe, die nicht in die Sauna gegangen war, hatte also deutlich mehr Erkältungen. Jetzt ist der Unterschied zwischen 33 und 46 Erkrankungen zwar nicht riesig, aber statistisch signifikant; das heißt, dass dieser Unterschied nicht auf einen Zufall zurückgeführt werden kann. Was aber noch herauskam: Der mögliche immunsystemsteigernde Effekt wurde erst nach drei Monaten festgestellt. Das bedeutet, dass es allen Studienteilnehmern in den ersten drei Monaten gleich ging. Erst in den letzten drei Monaten war die Sauna-Gruppe deutlich weniger krank als die andere Gruppe. Denn in den letzten drei Monaten hatte die Sauna-Gruppe neun und Gruppe B 23 Erkältungen. Also mehr als doppelt so viele! Außerdem konnte man beobachten, dass die Sauna-Gruppe weniger lang und weniger schwer erkrankt war.

Es scheint also wirklich so zu sein: Wenn wir gesund sind und häufig in die Sauna gehen, dann werden wir weniger krank. Und wenn es uns dann doch erwischt, dann sind wir kürzer krank und haben weniger Beschwerden.

Aufschlussreicher wäre es natürlich gewesen, hätte man sich Immunparameter im Blut angeschaut, um hier dann Veränderungen nachvollziehen und Wirkmechanismen erkennen zu können. Außerdem mussten die Probanden nur einmal in der Woche die Sauna besuchen. Was wäre denn passiert, wenn sie dreimal gegangen wären? Natürlich ist das nicht für jeden praktikabel, aber vielleicht wäre dabei ein noch stärkerer Effekt nachgewiesen worden.

Es ist außerdem möglich, dass Menschen, die in die Sauna gehen, gleichzeitig ein ausgeprägteres Körperbewusstsein haben: also dass sie mehr Zeit in ihre Regeneration investieren, weniger Stress haben, sich besser ernähren. Alles Aspekte, die gesundheitsfördernd sind. Auch mentale Prozesse können hier eine Rolle spielen: Während der Saunabesuche setzt man sich ja durchaus sehr heißen und hinterher sehr kalten Temperaturen aus, das kostet Überwindung oder auch ein gewisses Durchhaltevermögen. Solche Erfahrungen können dann natürlich auch die eigene Wahrnehmung verändern: Man fühlt sich stärker, ordnet vielleicht Krankheitssymptome anders ein. Und wie wir später noch sehen werden, kann auch unsere Psyche ein absoluter Gamechanger in Sachen Immunsystem sein.

Was mich außerdem interessiert hat: Was würde passieren, wenn beispielsweise der Faktor Sport hinzukäme? Wenn man Sportler in die Sauna schicken würde, welchen Effekt hätte das?

Auch hierzu gibt es eine Studie.[2] Bei Sportlern und Nichtsportlern wurden vor der Sauna, zwischen den Gängen und danach Blutproben genommen. Ziel war es, die Menge der weißen Blutkörperchen, also die Immunzellen, zu untersuchen. (Kennst du noch aus deiner Kindheit die Sendung ›Es war einmal das Leben‹? Da sind sie als Polizisten dargestellt, die mit dem Schlagstock herumlaufen und böse Erreger verprügeln.) Die Studie fand heraus, dass die Anzahl der weißen Blutkörperchen sowohl bei Sportlern als auch bei Nichtsportlern nach dem Saunagang erhöht war. Bei den Sportlern war der Anstieg aber deutlich höher. Sie zeigten zudem eine erhöhte Zunahme in den einzelnen Gruppen der Neutrophilen (die verhindern vor allem das Weiterkommen und Verbreiten der Erreger), Basophilen (die unterstützen bei bestimmten Erregern unter anderem mit Botenstoffen andere Immunzellen) sowie der Lymphozyten (das sind die spezifischen Zellen unseres erworbenen Immunsystems). Außerdem war bei den Sportlern der Anstieg der Monozyten signifikant höher. Die gehören ja, das haben wir schon gesehen, zu unserer ersten Verteidigungslinie. Wenn diese durch regelmäßige Saunanutzung besser trainiert sind, dann können Sportler mögliche Erreger schneller abwehren. Alles ausgelöst durch den Saunagang.

Welche Mechanismen sich dahinter verbergen, ist noch nicht genau untersucht. Aber eine mögliche Erklärung ist, dass ein Saunagang wie künstliches Fieber wirkt. Jetzt wirst du vielleicht denken: »Fieber ist doch etwas Schlechtes! Das ist doch blöd, wenn ich Fieber habe und krank im Bett liege.« Bei Letzterem muss ich dir natürlich recht geben.

Aber dass Fieber per se etwas Schlechtes ist, stimmt nicht. Neutral betrachtet ist es eine Reaktion deines Körpers auf eine Erkrankung. Das Fieber selbst ist also nicht die Krankheit. Und die Erhöhung unserer Kerntemperatur (die sogenannte Hyperthermie) setzt weitere Prozesse in Gang: Zum Beispiel wird die DNA-Synthese gefördert. Wir bestehen ja aus DNA – und die muss hergestellt werden. Auch die Anzahl der Leukozyten im Blut, also einiger unserer Immunabwehrzellen (genauer gesagt sind das die Granulozyten, Lymphozyten und Monozyten), wird erhöht – genauso wie unsere sogenannten Immunglobuline. Das ist ein anderes Wort für Antikörper.

In der Sauna können wir nicht nur unsere Reaktion auf Kälte und Wärme trainieren, es gibt auch klare Hinweise darauf, dass wir damit unser Immunsystem in Schwung bringen. Allerdings sollte man die Sauna bei Erkältungssymptomen oder anderen Erkrankungen nicht besuchen, sondern nur, wenn man sich topfit fühlt. Wenn man erkrankt ist, bedeutet das Schwitzen und Abkühlen eine zusätzliche Belastung für den Organismus, und er kann sich schlechter aufs Gesundwerden konzentrieren.

Ich möchte auch gerne noch die indirekten Effekte erwähnen, die entstehen, wenn du in die Sauna gehst:
- Du nimmst dir Zeit für dich.
- Du hast eine Zwangspause von deinem Handy.
- Du musst wahrscheinlich in ein Fitnessstudio gehen, wenn du zu Hause keine Sauna hast. Vielleicht findest du dich ja zufällig an dem ein oder anderen Gerät wieder, wenn du schon da bist.
- Du verabredest dich vielleicht mit Freunden, um gemeinsam zur Sauna zu gehen (und gute Gesellschaft macht glücklich).
- Du trittst ein bisschen aus deiner Komfortzone heraus, denn in der Sauna ist man hierzulande nackt. Sich mit anderen Menschen nackt in einen Holzkasten zu setzen kostet manchmal Überwindung und ist ein guter Schritt zur persönlichen Weiterentwicklung.

Jetzt kannst du natürlich sagen: Sauna? Das kostet zu viel Zeit. Der Aufwand ist zu groß. Ich schaffe es nicht, ein- oder zweimal wöchentlich in die Sauna zu gehen! Okay. Was könntest du jetzt machen, um diesen Effekt auf dein Immunsystem aber trotzdem mitzunehmen? Was wirkt ähnlich wie Sauna, kostet aber weniger Geld, ist nicht so zeitaufwendig und leichter in den Alltag zu integrieren?

Wechselduschen! Denn damit erzeugen wir wieder den Unterschied zwischen Hitze und Kälte. Natürlich nicht so extrem wie durch die Sauna, weil ja auch die Hitzephase nicht so lang ist. Vermutlich werden also nicht alle Effekte in vollem Maße eintreten, aber die Thermoregulation ist natürlich auch hier gefordert. Wichtig beim Wechselduschen ist, an den Füßen zu beginnen und den Körper von unten nach oben zu duschen. Wechsle zweimal zwischen warm und kalt und beende die Dusche immer mit dem kalten Part.

In einer Studie, die 3018 Leute zwischen 18 und 65 Jahren beobachtet hat, wurde untersucht, inwieweit Wechselduschen einen Einfluss auf Arbeitsproduktivität, Lebensqualität und vor allem auf die Krankheitstage hat.[3] Vier Gruppen wurden gebildet. Gruppe 1 hat ausschließlich warm geduscht. Die anderen drei Gruppen haben erst warm und danach jeweils 30, 60 und 90 Sekunden kalt geduscht – und zwar bei einer Temperatur von 10 bis 12 Grad Celsius. Dabei kam heraus, dass die Kaltduscher eine Verringerung der Krankentage um 29 Prozent hatten. Auch Sport ist hier wieder ein wichtiger Faktor: Denn die Kombi aus regelmäßigem Kaltduschen und regelmäßigem Sport konnte die Abwesenheit wegen Krankheit sogar noch mal mehr verringern – und zwar um 54 Prozent im Vergleich zu denen, die nichts davon gemacht haben. Bei dieser Studie scheinen vor allem psychische Faktoren eine Rolle zu spielen: also dass sich die Kaltduscher womöglich nicht so geschwächt gefühlt oder die Symptome nicht so negativ eingeordnet haben. Dafür spricht nämlich auch, dass 91 Prozent der Kaltduscher zwar gesagt haben, dass das nicht wirklich angenehm war, aber sie diese Routine trotzdem beibehalten wollen. Außerdem ist es so, dass es erhebliche physiologische Veränderungen im Körper gibt, wenn man sich kaltem Wasser aussetzt. Bei Heiß-kalt-Reizen wird etwa die Muskulatur der Blutgefäße trainiert – und zwar durch das abwechselnde Weiten und Verengen. Auch die Durchblutung wird angeregt. Und nicht nur das:

In einer anderen Studie wurde nachgewiesen, dass regelmäßiges Tauchen in kaltes Wasser über sechs Wochen lang die Zahl weißer und roter Blutkörperchen nachweislich erhöht.[4] Dazu hat man die Teilnehmer in kaltes Wasser tauchen lassen und direkt davor und danach Blut abgenommen. Die Kälte ist auch für eine bessere Sauerstoffversorgung im

Blut verantwortlich. Herzfrequenz und Blutdruck steigen ebenfalls an, der Stoffwechsel wird also angeregt. Das kann man sogar messen. Außerdem nimmt die sogenannte Katecholamin-Konzentration zu. Katecholamine sind Noradrenalin und Adrenalin. Wieso ist das so? Wenn du dich kalt duschst, erschrickst du dich, und du hast das Gefühl, dass du in einer Art Gefahrenzustand bist – das wird durch Adrenalin und Noradrenalin ausgelöst und kann dazu führen, dass sich deine Aufmerksamkeit und auch deine Laune steigern. Bei einer Achterbahnfahrt werden übrigens auch Katecholamine ausgeschüttet. Du kannst also ganz simpel zu Hause mit einer kalten Dusche deine Laune heben. Es gibt sogar Studien, die gezeigt haben, dass die Ausschüttung von Noradrenalin durch Kälte um 530 Prozent und die des Glückshormons Dopamin um 250 Prozent steigen kann.[5] Wenn ich mir all diese Kälteeffekte auf unseren Körper vor Augen führe, dann denke ich: Die Kälte ist wirklich unser Freund.

Klar wollen wir immer, dass es schön warm ist. Das ist ein wichtiger Impuls, den unser Körper hat. Aber wir müssen auch ganz bewusst etwas für unser Immunsystem tun und uns dem Widerstand aussetzen – in die Belastung gehen –, damit unser Körper trainiert wird.

Als Kinder wurde uns immer von den Erwachsenen gesagt: Zieh dich warm an, sonst erkältest du dich! Das trifft vielleicht zu, wenn man stundenlang in der Kälte unterwegs ist. Wenn man aber mal schnell zum Mülleimer geht, dann ergibt es total Sinn, das im T-Shirt zu erledigen.

Wo wir gerade draußen sind: Wie können wir unser Immunsystem eigentlich noch unterstützen? Mit einem schönen Spaziergang: Kostet nichts und macht auch noch Freude. Das lässt sich sogar nachweisen: Man hat bei Frauen Blut- und Speichelproben genommen. Gruppe A ging danach 30 Minuten lang spazieren. Gruppe B saß 30 Minuten lang. Nun konnten die Forscher beobachten, dass diverse Immunzellen wie Neutrophile, Lymphozyten sowie Monozyten signifikant gestiegen sind – und zwar bei denjenigen, die sich bewegt hatten.[6] Spazierengehen ist also super, es kann die erste Form von Bewegung sein, wenn du ein Sportmuffel bist.

Auch wenn ich als Kind Spaziergänge gehasst habe (warum sollte man ohne Ziel irgendwo im Wald herumlaufen?), liebe ich sie mittlerweile.

Allerdings brauche ich immer dabei irgendwas auf den Ohren. Ich muss etwas hören, sonst wäre es mir zu langweilig. Ich telefoniere, lerne, nehme Sprachnachrichten auf, höre Podcasts. Ich verknüpfe die Bewegung an der frischen Luft also mit anderen Sachen, die ich in den meisten Fällen sowieso erledigen müsste. Somit passiert der Spaziergang irgendwie nebenbei.

Und genau diesen Trick möchte ich dir auch empfehlen: Versuch solche gesundheitsfördernden Verhaltensweisen in ein System zu integrieren, damit du sie machst, ohne dass du sie wirklich bemerkst. Du erledigst etwas und unterstützt dabei sogar dein Immunsystem. Und vielleicht spazierst du ja sogar bald mal zu einer Sauna.

GUTES IMMUNSYSTEM DURCH SPORT

Können wir uns gesund trainieren? Das wäre doch ein Traum! Die Sachlage ist hier ziemlich eindeutig: Ja, Sport verbessert unser Immunsystem. Im Körper entwickeln sich bei Bewegung tolle Mechanismen, die das Immunsystem stärken. So wird zum Beispiel während des Work-outs Adrenalin ausgeschüttet. Das ist wichtig für die Aktivierung der Immunzellen. Denn wenn wir gerade keinen Sport machen, kleben etwa die Hälfte unserer Immunzellen an den Gefäßwänden, auch wenn der Blutstrom durch unseren Körper fließt. Durch das Adrenalin, das beim Sport ausgeschüttet wird, wird diese Haftung aber schnell gelöst, sodass mehr Immunzellen durch den ganzen Körper transportiert werden – tatsächlich erhöht sich sogar deren Anzahl um bis auf das Neunfache! Das wiederum kann unsere Abwehrkräfte steigern. Wenn du also den Satz hörst: »Das ist gut für die Durchblutung«, weißt du jetzt, was genau in deinem Körper passiert.

Vermutlich ist auch Adrenalin dafür verantwortlich, dass wir wirklich Sport brauchen – und nicht nur eine moderate Bewegung in Form von Stretching oder eines leichten Spaziergangs. Denn es verlangt eine gewisse Belastungsintensität, und zwar von 10 Prozent oberhalb der individuellen anaeroben Schwelle. Das führt nämlich dazu, dass Adrenalin freigesetzt wird, dass der Körper leicht übersäuert und dass sich Laktat bildet.[7] Mit der anaeroben Schwelle ist übrigens die höchste Belastungsintensität gemeint, die dein Körper über einen längeren Zeitraum aufrechterhalten kann, ohne dass sich Laktat (also das Salz der Milchsäure) in deinem Blut ansammelt. Und genau die muss eben um 10 Prozent überschritten werden. Dafür muss man wirklich ins Schwitzen kommen. Erst dann werden diverse Immunzellen wie Natürliche Killerzellen, Lymphozyten sowie Monozyten überproportional in die Blutbahn geschickt.

Wenn du dich also beim Sport bewegst, bewegst du auch dein Immunsystem. Dass das gerade im Kontext anderer Einflussfaktoren positiv für dein Immunsystem zu sein scheint, haben wir bereits bei den Kaltduschern und den Saunaprobanden gesehen. Die Ergebnisse der sportlichen Probanden zeigten hier jeweils im Vergleich zu den Nichtsportlern deutliche Unterschiede. Es gibt aber noch weitere Bereiche, in denen Sport das Immunsystem unterstützen kann, zum Beispiel im Kontext der psychischen Gesundheit.

GUTES IMMUNSYSTEM DURCH EINE GESUNDE PSYCHE

Wie immer spielt auch hier die Psyche eine Rolle, wir sind eben ganzheitliche Lebewesen und können die Psyche vom Körper nicht trennen. Da drängt sich die Frage auf: Kann die Art und Weise, wie wir denken, unsere Gesundheit beeinflussen? Und können wir gesünder sein, indem wir Optimisten sind?

Erst einmal klingt das seltsam, jedenfalls für mich. Ich bin als Mediziner auch gar nicht esoterisch angehaucht. Wir alle kennen bestimmt Menschen, die sorglos durchs Leben hüpfen. Sie scheinen wenig Angst zu haben. Sie denken: »Mir passiert etwas Gutes.« Und dann tritt das tatsächlich ein. Und dann gibt es Menschen, die ständig Angst haben. Sie sind durch ein extremes Vermeidungsverhalten geprägt. Sie denken, ihnen werde ganz sicher nichts Gutes widerfahren. Und dann werden sie häufig krank.

Es gibt tatsächlich Studien, in denen untersucht wurde, inwieweit unser Denken Einfluss auf das Immunsystem hat. In einer Studie mit gestressten Jurastudierenden in den ersten Semestern versuchte man herauszufinden, ob Optimismus Einfluss auf deren Immunsystem haben würde.[8] Die Probanden mussten eine persönliche Einschätzung ihrer positiven beziehungsweise negativen Einstellung abgeben, zusätzlich wurden ihre Blutwerte gemessen. Die Wissenschaftler konnten anhand dieser Werte zeigen, dass die Anzahl an weißen Blutkörperchen (T-Zellen) stieg, wenn die Studierenden optimistisch im Hinblick auf das Semester waren. Hätte ich das früher gewusst, dann wäre ich bestimmt wesentlich optimistischer durch mein Studium gegangen! Mein Leben wäre so viel leichter gewesen.

Auch unser soziales Umfeld ist ein wichtiger Faktor. Freunde und Familie haben nämlich Einfluss auf unsere Krankheitsanfälligkeit sowie unsere Krankheitsdauer. Wissenschaftler wollten sich auch das genauer ansehen. Im Rahmen einer Studie befragten sie die Teilnehmer zu ihrem Sozialleben, zum Beispiel, ob sie oft einsam seien, ob sie verlässliche Beziehungen führen würden und so weiter.[9] Die Probanden teilten sich offenbar in zwei große Gruppen: solche mit wenig sozialen Kontakten und solche mit einem großen sozialen Netzwerk. Diejenigen mit wenigen verlässlichen Beziehungen oder mit dem Gefühl, einsam zu sein, wiesen zugleich eine geringe Antikörperproduktion auf. Kamen beide Faktoren (Einsamkeit und kleines Netzwerk) zusammen, reagierte das Immunsystem am schwächsten. Einsamkeit führt nämlich zu emotionalem Stress, der uns wiederum schlechter schlafen und ungesünder essen lässt,[10] was dann unser Immunsystem schwächt. Insgesamt können wir hier festhalten, dass soziale Unterstützung einen positiven Einfluss auf das Gesundheitsverhalten hat.[11]

Bei mir im Studium war das auch so. Am Wochenende habe ich mich zu Hause eingesperrt und wie besessen gelernt. Ich habe keine Freunde getroffen, nichts Tolles unternommen. Erst am Montagmorgen bin ich das erste Mal wieder raus und unter Leute gegangen. Hätte ich mich mal lieber in einer Gruppe zum Lernen getroffen. Oder die Bücher ganz zur Seite gelegt und das Wochenende genossen. Dem Gehirn tut es ja auch gut, mal eine Pause zu machen, auf andere Gedanken zu kommen, um dann wieder mit neuer Energie frisch ans Werk zu gehen.

Nicht umsonst gelten soziale Unterstützungen und Beziehungen als wichtige Resilienzfaktoren eines Menschen, die ja gerade in Krisenzeiten wie Krankheiten ihre stärkenden Wirkungen zeigen dürfen. Das bedeutet, dass wir Menschen, die eine chronische Erkrankung haben, helfen können, indem wir ihnen beistehen. Indem wir ihnen Gesellschaft leisten. Indem wir ihnen klar signalisieren, dass wir für sie da sind.

Häufig fühlt man sich ja total machtlos, wenn ein Mensch krank wird, den man mag oder liebt. Man denkt, man kann nichts tun außer abwarten und hoffen, dass derjenige von guten Ärzten therapiert wird. Ich kenne dieses Gefühl als Angehöriger sehr gut.

Aber wir können ihnen nicht nur mit Rat, sondern auch mit Tat beiseitestehen. Denn ob Umarmungen, Kuscheln oder Schmusen, jeder Körperkontakt hat Einfluss auf unser Immunsystem. Ich finde, man hat vor allem während der Pandemie gemerkt, wie sehr uns Berührungen gefehlt haben. Wie gerne man einen alten Freund bei der Begrüßung umarmt hätte und sich dann selbst zurückgepfiffen hat. Wissenschaftler nennen dieses Verlangen nach körperlicher Nähe *Skin Hunger*, also »Haut-Hunger«.

Menschen können ohne Gehör oder Augenlicht leben, auch ohne Geschmackssinn. Aber ohne Körperkontakt würde man langfristig nicht gesund bleiben. Studien haben gezeigt, dass Menschen, die von ihren Eltern körperlich umsorgt und liebkost wurden, als Erwachsene stabilere Beziehungen führen als diejenigen, die kaum Nähe zu ihren Bezugspersonen hatten.[12] Wir spüren auch weniger Schmerz oder Aufregung, wenn uns jemand berührt. Forscher fanden auch heraus, dass Menschen, die regelmäßig umarmt werden, ein geringeres Risiko für Erkältungen haben.[13]

Bei freundschaftlichen und liebevollen Berührungen werden in unserem Gehirn bestimmte Botenstoffe ausgeschüttet. Serotonin, Dopamin und das sogenannte Kuschelhormon Oxytocin. Auch nach dem Sex spielt dieses eine Rolle, wie wir wissen; dort kommt es als Bindungshormon zum Einsatz. Es ist dafür da, dass wir uns nach dem Akt zu unserem Partner hingezogen fühlen. Auch die Beziehung zwischen Mutter und Kind ist von Oxytocin geprägt. Hier wird es beim Stillen ausgeschüttet. Frischverliebte haben sogar eine ganz wilde Mischung dieser Substanzen im Gehirn, sodass sie mitunter wie high durchs Leben gehen. Offenbar kann man neurologisch eine Zwangsneurose nicht vom Verliebtsein unterscheiden.

Aber was, wenn ich nicht verliebt bin und auch keinen Partner habe, mit dem ich Berührungen tauschen könnte? Auch für euch habe ich gute und (sehr süße) Nachrichten: Wenn wir Zeit mit einem Tier verbringen, wird bei Berührungen auch Oxytocin ausgeschüttet. Das ist wissenschaftlich erwiesen und auch leicht messbar:[14] Vor und nach dem Kuscheln wurde beiden, also Tier und Mensch, Blut abgenommen. Zusätzlich wurden Blutdruck und Herzfrequenz gemessen. Das Ergebnis war, dass nach dem Kuscheln beide Beteiligte Oxytocin ausgeschüttet hatten und die Herzfrequenz gefallen war.

Besonders interessant ist aber, welche Auswirkung Sex auf unser Immunsystem hat (es ist vor allem deshalb so interessant, weil die Studien dazu natürlich viel lustiger sind als manch andere): Was die Forschung heute schon weiß, ist, dass nach dem Orgasmus viele Hormone ausgeschüttet werden, unter anderem eben Oxytocin. Spekuliert wird aber auch, dass wir während des Akts den Speichel mit einem anderen Menschen austauschen, was unser Immunsystem durch neue Erreger trainiert, die hoffentlich in so kleiner Konzentration vorkommen, dass sie uns nicht krank machen.

Es gibt aber auch eine brisante Studie mit elf Freiwilligen:[15] Sie nahmen an einer Sitzung von 60 Minuten teil. In den ersten 20 Minuten schauten sie sich einen Dokumentarfilm an, der war ziemlich langweilig. Die nächsten 20 Minuten wurde ihnen ein Porno gezeigt. In den letzten 20 Minuten lief wieder ein Dokumentarfilm. Während des Pornos sollten sie masturbieren, bis sie zum Orgasmus kamen. Im Anschluss hat man sich ihre Blutwerte angeguckt und dabei den Fokus auf die Leukozyten und die Lymphozyten, also die weißen Blutkörperchen, gelegt. Fünf Minuten nach dem Orgasmus geht die Anzahl der Leukozyten, vor allem der Natürlichen Killerzellen, steil nach oben. Es ist also nachgewiesen: Sex aktiviert das Immunsystem! Zumindest für eine gewisse Zeit.

Wenn du jetzt denkst, was hilft mir das alles, ich bin Single, dann lautet die gute Nachricht: Bei Masturbation scheint es ja auch der Fall zu sein. Also: Jede und jeder hat es – im wahrsten Sinne – selbst in der Hand.

GUTES IMMUNSYSTEM DURCH ERNÄHRUNG

Wie gut unser Immunsystem funktioniert, ist auch genetisch festgelegt. Manche Menschen bekommen öfter Erkältungen als andere. Darüber kann man sich aufregen – oder es einfach akzeptieren. Unsere Verwandten, vorrangig unsere Eltern, haben uns unser Immunsystem so mit auf den Weg gegeben.

In unserem Verdauungstrakt sitzt der größte Teil unseres Immunsystems, denn unsere Abwehrzellen befinden sich in der Darmschleimhaut und bekämpfen dort unerwünschte Keime. Diese Funktion unseres Immunsystems ist maßgeblich vom sogenannten Mikrobiom abhängig. Damit ist die Gemeinschaft von Mikroorganismen wie Bakterien, Viren, Pilzen, Archaeen und Protozoen gemeint, die in unserem Darm wohnen. Sie beeinflussen unser Immunsystem, aber auch den Stoffwechsel und unsere Hormone. Jeder Mensch hat durch seine Genetik, Ernährung oder Erkrankungen sein eigenes Mikrobiom. Wie wichtig dieses für uns ist, werde ich nun in einem kleinen Exkurs erklären, bevor wir wieder zum Immunsystem zurückkehren.

Du kennst das Mikrobiom, denn du hast bestimmt schon mal einen anderen Begriff dafür gehört: Darmflora. Wie wichtig sie für unser Immunsystem ist, hat ein spannendes Experiment gezeigt:[16] Wissenschaftler gaben Ratten Mikroorganismen von depressiven Artgenossen, was dazu geführt hat, dass die gesunden Ratten ebenfalls depressiv wurden. Die Depressivität hat man anhand von Verhaltenstests und bestimmten Neurotransmittern im Blut festgestellt. Dieses Experiment lässt darauf schließen, dass sogar unser psychisches Wohlbefinden stark von unseren Mikroorganismen im Darm beeinflusst wird.

Es wird noch besser: Einer Studie zufolge können auch Mikrobiomübertragungen zwischen Individuen unterschiedlicher Generationen etwas bewirken, und zwar in Bezug auf den Alterungsprozess.[17] Ein Forscherteam aus Irland fand heraus, dass sich das Denkvermögen von alten Mäusen verbesserte, wenn man ihnen die Bakteriengemeinschaften aus dem Darm junger Artgenossen gab. Das Mikrobiom beeinflusst also nicht nur unser psychisches Wohlbefinden, sondern hat auch bei unserer Denkleistung einige Wörtchen mitzureden.

Und um dem Ganzen hier die Kirsche obendrauf zu setzen, noch eine Sache, die ich ziemlich irre finde: die Stuhltransplantation beim Menschen. Was kannst du dir darunter vorstellen? Nach aktuellem Stand der Forschung scheint es zu helfen, einem Menschen, der an Durchfall leidet, den Kot von gesunden Menschen in den Darm zu transplantieren (Clostridioides-difficile-Infektion, CDI).[18] Dafür taut man den erst eingefrorenen Stuhl des Gesunden auf, löst ihn in einer Kochsalzlösung auf und filtert ihn. Dann setzt man das Ganze mithilfe einer Darmspiegelung in den Darm des Patienten, oder er schluckt eine Kapsel, die das Substrat enthält. Diese Patienten konnten so von lästigem Durchfall befreit werden.

Offenbar hat dieses Prozedere auch Effekte, wenn man einer übergewichtigen Person den Kot einer gesunden normalgewichtigen transplantiert – auch wenn das bisher keine gängige Therapie ist, sondern noch ein experimenteller Ansatz. Die Insulinsensitivität der übergewichtigen Person kann sich dadurch verbessern.[19] Generell weiß man aus verschiedenen Studien mit Tieren und auch Menschen, dass das Darmmikrobiom mit der Gewichtsregulation zusammenhängt, auch wenn da noch komplexe Umweltbedingungen eine große Rolle spielen.[20] Über die langfristige Wirkung einer Stuhltransplantation ist sich die Wissenschaft auch noch nicht im Klaren.

Es zeigt aber trotzdem grundsätzlich, wie wichtig das Mikrobiom und der Darm für unser Essverhalten und unsere Neigung zu Übergewicht sind. Natürlich musst du dir aber keinen fremden Kot transplantieren lassen – eine gesunde Ernährung reicht für einen gesunden Darmtrakt völlig aus! Sei dir einfach bewusst, dass du durch dein Essverhalten mitbestimmst, wie es um dein Mikrobiom und damit dein Immunsystem bestellt ist. Die Bauchmitbewohner funktionieren besonders dann sehr zuverlässig, wenn Obst, Gemüse, Nüsse, Fisch und Fermentiertes auf unserem Speiseplan stehen. Auch präbiotische Ballaststoffe regen das Wachstum von Darmbakterien mit Inhaltsstoffen wie Inulin, Pektin oder resistenter Stärke an. Pastinaken, Artischocken, Äpfel mit Schale und Lauch eignen sich hier zum Beispiel prima.

Vitamine

Im Zusammenhang mit dem Immunsystem fallen immer wieder Begriffe wie Vitamine und Spurenelemente. Was hat es mit ihnen auf sich – und warum brauchen wir sie?

Das bekannteste Vitamin ist sicherlich das **Vitamin C**. Nicht ohne Grund, denn wenn wir es zu uns nehmen, wirkt es antioxidativ. Es schützt unsere Zelle vorm Rosten, indem es sogenannte freie Radikale abfängt. So schützt Vitamin C die Zellen vor Schäden. Außerdem aktiviert das Vitamin die Fresszellen des Abwehrsystems, die die fiesen Erreger auffuttern.

Vitamin C kommt unter anderem in Beeren, Birnen, Zitrusfrüchten, Paprika und Kohlgemüse vor. Also vorrangig in Obst und Gemüse. Alles Lebensmittel, die sehr lecker schmecken (mit Ausnahme von Kohlgemüse, haha).

Eine große Metaanalyse, die 29 Studien mit mehr als 11 000 Probanden unter die Lupe genommen hat, hat gezeigt, dass eine Verabreichung von Vitamin C in Pulver- oder Tablettenform *nicht* dazu geführt hat, dass weniger Erkältungen entstanden sind.[21] Eigentlich schade, denn es wäre so einfach, wenn wir durch die Einnahme eines Pulvers weniger krank wären. Fünf dieser 29 Studien zeigten wiederum, dass sich das Erkältungsrisiko durch die Aufnahme von Vitamin C halbiert. Das betraf allerdings nur Menschen, die extremer körperlicher Belastung ausgesetzt waren, zum Beispiel Skifahrer oder Marathonläufer.

Außerdem hat Vitamin C möglicherweise einen Einfluss auf die

Krankheitsdauer. Erkältungen können bei Erwachsenen um bis zu 8 Prozent, bei Kindern um bis zu 14 Prozent verkürzt werden.[22]

Vitamin A spielt für das Immunsystem auch eine Rolle, denn es ist unter anderem für die Aufrechterhaltung der Haut und Schleimhaut wichtig. Du erinnerst dich: Die Haut ist die äußerste Schutzbarriere, die wir haben. Ein Erreger muss sie erst einmal durchdringen, bevor er Schaden anrichten kann. Trocknen beispielsweise die Schleimhäute in Nase, Mund und Rachen aus, schwächt das ihre Abwehrfunktion. Und Keime haben ein leichtes Spiel.

Die Vorstufe von Vitamin A, das erst mal im Körper umgewandelt werden muss, heißt Betacarotin – und das kommt vor allem in Obst und Gemüse wie Karotten, Spinat, Tomaten und Aprikosen vor. Gerade beim Verzehr von diesen Vorstufen von Vitamin A ist es wichtig, minimale Mengen an Fett dabeizuhaben, damit wir es aufnehmen können. Das liegt daran, dass es fettlöslich ist. Vitamin A selbst kommt in tierischen Produkten vor, deshalb hat man hier immer automatisch schon Fett dabei.

Um die Schleimhäute mit Feuchtigkeit zu versorgen, ist es auch wichtig, viel zu trinken. Wasserhaltige Lebensmittel wie Melone und Gurke helfen dabei, die Schleimhäute zu befeuchten.

Die gute Nachricht ist, dass man keine Tabletten und kein Pulver braucht, um etwas für das Immunsystem zu tun. Eine Ernährung mit viel Obst und Gemüse reicht aus. Natürlich gibt es Einflüsse auf die Nährstoffgehalte dieser Lebensmittel, zum Beispiel die Hitze beim Kochen, die Bedingungen, unter denen das Gemüse oder Obst gewachsen ist, oder auch die Kombination mit anderen Lebensmitteln und damit Nährstoffen. Manche Vitamine, wie viele der B-Vitamine und Vitamin C, reagieren beispielsweise empfindlicher auf Hitze, sodass es hier sinnvoll sein kann, für den Vitaminerhalt auf starkes Erhitzen zu verzichten.

Eine kleine Ausnahme bei den Nahrungsergänzungsmitteln mache ich bei mir selbst aber schon. Wenn ich krank bin, dann nehme ich Vitamin C und Zink in Kapselform ein. Es gibt zwar Studien, die besagen, dass es keinen Unterschied macht, bei einer Erkältung Vitamin C einzunehmen – ich mache es aber trotzdem.

Denn erstens glaube ich an den Placeboeffekt. Warte mal, Placebo? Das heißt doch, dass es nicht wirkt! Das ist ein großes Missverständnis. Denn der Placeboeffekt wirkt ja – wenn man an ihn glaubt. Und ich glaube in dem Moment, dass mir Vitamin C und Zink helfen. Ich weiß ja auch, dass es aufgrund der Biochemie helfen KÖNNTE.

Es gibt Studien, die zeigen, dass der Placeboeffekt sogar dann wirken kann, wenn der Proband weiß, dass es sich um einen solchen handelt.[23] Placeboeffekte beruhen nämlich auf komplexen neurobiologischen Mechanismen, an denen Neurotransmitter (wie Endorphine, Cannabinoide und Dopamin) und die Aktivierung bestimmter und quantifizierbarer Hirnregionen (zum Beispiel des präfrontalen Kortex) beteiligt sind.

Zweitens geht es um die Konditionierung. Du warst bestimmt mal krank und hast dann eine Tablette genommen. Vielleicht war es ein Antibiotikum oder Ibuprofen. Daraufhin ging es dir besser. Seither ist bei dir verknüpft: Wenn es mir schlecht geht, nehme ich ein Medikament, und dann wird es besser. Das ist das Phänomen der Konditionierung.

Wenn man also bei einer Erkältung ein Nahrungsergänzungsmittel einnimmt, kann unsere Erinnerung an andere Heilungsprozesse aktiviert werden. Der psychologische Faktor macht für mich in diesem Fall mehr aus als der biochemische.

Spurenelemente

Spurenelemente sind alle Elemente, die unser Körper braucht – aber nur in ganz kleinen Mengen, den Spuren. Wir brauchen davon weniger als 50 Milligramm pro Kilogramm Körpergewicht. Damit du es dir gleich besser vorstellen kannst: 50 Milligramm, so schwer sind in etwa zwei Reiskörner. Zu diesen Spurenelementen gehören unter anderem Eisen, Selen, Zink und Mangan.

Zink ist sehr wichtig für das Immunsystem, es ist für die Reifung der Zellen und der Antioxidantien zuständig. Ein Zinkmangel kann zu verstärkten Entzündungsreaktionen führen, das schwächt das Immunsystem. Eine Metaanalyse aus dem Jahr 2020 hat gezeigt, dass durch eine

Zink-Supplementierung, also die zusätzliche Zufuhr über die gewöhnliche Nahrung hinaus, die Erkältungsdauer um 2,2 Tage verkürzt werden konnte.[24] Zink ist zum Beispiel in Nüssen wie Pekannüssen und Cashewnüssen, in Eiern, Milch und Schweinefleisch enthalten. Aber Achtung, zu viel Zink ist auch nicht gut! Denn dann wird die Kupferaufnahme gehemmt. Dabei hat Kupfer wichtige Funktionen, etwa beim Eisenstoffwechsel. Und bei zu wenig **Eisen** im Körper kann es zu einer Anämie kommen, also zu einer Blutarmut.

Häufig leiden Frauen unter einer Anämie, denn durch die Menstruation verlieren sie jeden Monat Blut. Und mit diesem wird auch Eisen aus ihrem Körper geschwemmt. Das schadet wiederum dem Immunsystem, denn durch zu wenig Eisen sind unsere Fresszellen, die die bösen Erreger zunichtemachen, kaum aktiv. Es werden auch weniger Lymphozyten, also weiße Blutkörperchen, und Antikörper gebildet. Dazu trägt auch bei, dass Frauen häufig weniger Fleisch essen als Männer.[25]

Die Aufnahme von Eisen wird durch Vitamin C begünstigt. Das liegt daran, dass Eisen in zwei verschiedenen Formen vorliegt: reduziert (als sauerstoffärmere Form) oder oxidiert (als sauerstoffreichere Form). Eisen wird in verschiedenen Formen gespeichert, aufgenommen und transportiert. Unser Darm kann es am besten in der reduzierten Form aufnehmen, also nicht oxidiert. Und deshalb ist es so wichtig, dass man Eisen mit einem Oxidationsschutz zu sich nimmt. Wie wir weiter oben schon gesehen haben, ist Vitamin C ein Antioxidans. Wer also Eisentabletten einnehmen muss, tut dies am besten zusammen mit einem Glas Orangensaft.

Eisen ist in vielen tierischen Produkten enthalten, vor allem in dunklem Fleisch (etwa vom Rind), Leber und Blutwurst. Aber auch in Vollkornprodukten, Roter Beete, Erbsen, Bohnen, Linsen und Spinat.

Jod kommt in unseren Böden wenig vor, deshalb haben hierzulande sehr viele Menschen Jodmangel. Zumal unser Körper Jod nicht selbst herstellen kann. Aus diesem Grund wird unser Speisesalz jodiert. In vielen verarbeiteten Produkten steckt aber Salz ohne Jodzusatz drin, weil das billiger ist. Auch deshalb ist es wichtig, viele unverarbeitete Lebensmittel zu essen und dann selbst mit Jodsalz zu würzen. Unsere Schilddrüse braucht das Jod nämlich, um unsere Schilddrüsenhormone herstellen zu können. Die sind wichtig, weil sie beispielsweise unseren Energiestoffwechsel steuern, die Herzaktivität und den Blutdruck beeinflussen und auch die Gehirnaktivität, Psyche und Muskelkraft.

Ein weiteres wichtiges Spurenelement ist **Selen**, das findest du in Thunfisch, Paranüssen, Erdnüssen sowie Kokosnüssen. Und weil in unseren Böden auch wenig Selen vorhanden ist, könnte es tatsächlich sein, dass unseren Lebensmitteln bald auch Selen zugeführt wird. Denn Selen ist ein Bestandteil von Enzymen und damit an unfassbar vielen Reaktionen im Körper beteiligt. Unsere antioxidativ wirkenden Enzyme brauchen es zum Beispiel. Andere Enzyme, die von Selen abhängig sind, sind für die Regulierung unserer Schilddrüsenhormone wichtig oder auch als Baustein von Spermien.

Wichtig bei den Spurenelementen wie Selen, Zink oder Eisen ist, dass du sie nicht auf gut Glück als Nahrungsergänzungsmittel zu dir nimmst. Lass dir im Vorfeld auf jeden Fall von deinem Arzt ein Blutbild machen, damit eine Bewertung vorliegt, ob du überhaupt einen Mangel hast. In den allermeisten Fällen kannst du aber über die Ernährung alle Spurenelemente reinholen. Vitamine, Mineralien und Spurenelemente in Form von Nahrungsergänzungsmitteln unterstützen unser Immunsystem in der Regel nur dann, wenn wir einen Mangel haben. Wenn wir keinen haben, hilft viel nicht unbedingt viel. Ein Zuviel kann bei einigen Nährstoffen sogar auch schädlich sein.

Und jetzt noch etwas zu **Omega-3** und **Omega-6**. Sie stehen ebenfalls auf dem Spielfeld des Immunsystems. Dabei handelt es sich um Fette, und diese sind für uns essenziell. Das heißt, wir brauchen sie zum Überleben. Wenn wir sie nicht zu uns nehmen, werden wir krank. Die beiden Omegas beeinflussen in gewisser Weise das Entzündungsverhalten des Körpers. Denn Omega-3 kann entzündungshemmend und Omega-6 in zu hohen Mengen entzündungsfördernd wirken. Entzündungen sind erst mal gar nichts Schlechtes, denn sie sind eine natürliche Reaktion des Immunsystems. Wenn es irgendwo wehtut, ist das ein Zeichen dafür, dass du diese Stelle deines Körpers schonen sollst. Und damit du das auch ja nicht vergisst, schmerzt es meistens eine Weile. Wenn eine Stelle rot wird, dann deshalb, weil dort mehr Immunzellen vorhanden sind. Die

Entzündung ist also so etwas wie die erste Alarmstufe des Immunsystems. Es will dir sagen: Achtung, hier ist etwas nicht in Ordnung. Bitte, hilf mir schnell!

Aus diesem Grund solltest du bei Entzündungen genau hinschauen und herausfinden, was dein Körper dir mitteilen möchte. Generell solltest du aber darauf achten, nicht zu viele Omega-6-Fettsäuren zu dir zu nehmen, denn wir essen sie meist in zu großen Mengen. Sie sind in vielen pflanzlichen Ölen wie Sonnenblumenöl enthalten, aber auch in Chips und Backwaren, weil die Nahrungsmittelindustrie das billigere Fett für die Herstellung verwendet. Um das auszugleichen, sollten wir erstens die Aufnahme von Omega-6-Fettsäuren verringern und zweitens mehr Omega-3 zu uns nehmen. Das findet man in Olivenöl, Avocados, Algen und vor allem Fisch. Diese Fette helfen auch, wenn man an einer entzündlichen chronischen Erkrankung wie etwa Endometriose, Morbus Crohn oder Rheuma leidet.

Damit du wichtige Nährstoffe für deine Essensplanung auf einen Blick hast, hier noch mal eine kleine Übersicht:

Wichtige Nährstoffe	Worauf du achten solltest	Wo du sie bekommst
Vitamin C	... ist hitzeempfindlich.	• Beeren • Birnen • Zitrusfrüchte • Paprika • Kohlgemüse
Vitamin A & dessen Vorstufe Betacarotin	... ist fettlöslich: bei den nicht tierischen Lebensmitteln einfach eine kleine Menge Fett hinzugeben.	Vitamin A in: • Leber • Milchprodukten (v. a. Camembert) • Eiern Betacarotin in: • Karotten • Spinat • Tomaten • Aprikosen

Wichtige Nährstoffe	Worauf du achten solltest	Wo du sie bekommst
Zink	... nicht überdosieren.	• Pekannüsse • Cashewnüsse • Eier • Milch • Schweinefleisch
Jod	... muss Lebensmitteln zugefügt sein, ist aber nicht immer so – deshalb gerade bei Salz noch mal auf die Verpackung schauen.	v. a. Speisesalz
Selen	... ist für viele Enzyme sehr wichtig.	• Thunfisch • Paranüsse • Erdnüsse • Kokosnüsse
Eisen	... nimmst du besser mit Vitamin C auf.	• (dunkles) Fleisch • Rote Beete • Erbsen • Bohnen • Linsen • Spinat
Omega-3	... im gesunden Verhältnis: nicht zu viel Omega-6 und dafür mehr Omega-3.	• Olivenöl • Avocados • Algen • Fisch

GUTES IMMUNSYSTEM DURCH SCHLAF

Auch unser Schlaf hat eine große Auswirkung auf das Immunsystem. Das lässt sich gut nachweisen, wenn man sich anschaut, was passiert, wenn Menschen zu wenig schlafen. Die Teilnehmer einer Studie wurden in zwei Gruppen aufgeteilt.[26] Gruppe A durfte acht Stunden schlafen. Gruppe B gar nicht. Die sogenannte Bindungsfähigkeit der T-Zellen sollte nun geprüft werden. Die T-Zellen binden Bakterien, um sie zu zerstören. Es konnte gezeigt werden: Schon bei einem Schlafentzug von drei Stunden wird die Bindungsfähigkeit der T-Zellen reduziert. Das ist tatsächlich ziemlich beeindruckend, weil viele Menschen ja schon dankbar für nur fünf Stunden Schlaf sind.

Dass zu wenig Schlaf zur Schwächung des Immunsystems führt, zeigt sich auch bei einer anderen Studie.[27] In dieser hat man den 153 Probanden einen Rhinovirus, der für Schnupfen und Erkältungen verantwortlich ist, in die Nase verabreicht. Es kam heraus, dass die Menschen, die länger geschlafen haben, weniger krank wurden.

Du siehst also, dass deine Lebensweise einen großen Einfluss darauf haben kann, wie oft du krank wirst. Natürlich sind Erkältungen (gerade im Winter) völlig normal und nicht gefährlich. Aber gerade wenn du das Gefühl hast, von einem Infekt in den nächsten zu geraten, ergibt es Sinn, deine Lebensweise ganzheitlich zu reflektieren. Achte dabei ganz besonders auf eine ausgewogene Ernährung, in der die Inhaltsstoffe vorkommen, die ich dir oben gezeigt habe und die dein Mikrobiom stärken. Beweg dich täglich – damit kurbelst du dein Immunsystem an und findest auch besser in den Schlaf, der dich wiederum gegen Krankheitserreger fit macht. Sei vor allem auch gut zu dir, gönn dir Pausen und verbring Zeit mit lieben Menschen und Aktivitäten, die dir Freude bereiten. Eine gesunde Psyche und ein gesunder Körper gehen Hand in Hand!

SPRECHSTUNDE
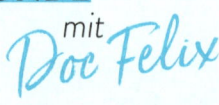
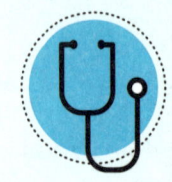

Sollte ich meinem Mikrobiom mit Kapseln oder Produkten wie Actimel auf die Sprünge helfen?

Nein, du musst dir wirklich nichts kaufen. Ich weiß, ich wiederhole mich, aber ich komme immer wieder auf die Basics zurück: Auf die richtige Ernährung kommt es an. Dein Darm liebt Ballaststoffe, die findest du in unverarbeiteten Lebensmitteln, beispielsweise in Vollkornprodukten, in Gemüse oder in Leinsamen. Flohsamen sind auch ganz tolle Quellen für Ballaststoffe. Süßigkeiten, Kuchen und Chips hingegen haben nur wenige Ballaststoffe. Probiotika sind auch gut, dazu gehören Milchprodukte wie Joghurt (am besten Naturjoghurt). Fermentierte Lebensmittel wie Sauerkraut sind auch prima fürs Mikrobiom. Unsere Ernährung hat einen nicht zu unterschätzenden Einfluss – und wir brauchen wirklich nicht in die übertreuerten und verarbeiteten Lebensmittel investieren. Mit einer gesunden und ballaststoffreichen Ernährung kannst du dein Mikrobiom wunderbar unterstützen.

Brauche ich Nahrungsergänzungsmittel, um mein Immunsystem zu stärken?

Ich werde häufiger gefragt, ob Kapseln, Tabletten und Pülverchen einen positiven Effekt auf unser Immunsystem haben – oder ob das nur Geldmacherei ist. Erst einmal: Ich habe das Gefühl, dass wir Menschen uns grundsätzlich gerne etwas kaufen, anstatt selbst aktiv zu werden. Wir wünschen uns die magische Pille, damit wir keinen Sport machen müssen. Wir wollen eine Vitamintablette nehmen, damit es unser Körper besser wegsteckt, wenn wir uns ungesund ernähren. Dabei ist die Datenlage bei den meisten Nahrungsergänzungsmitteln sehr uneindeutig, was einen klaren Effekt auf das Immunsystem angeht. Natürlich gibt es auch Nahrungsergänzungsmittel, die aus meiner Sicht sinnvoll sein können. Aber die Frage ist: für wen? Für eine Schwangere, einen Leistungssportler, jemanden, der eine chronische Krankheit hat? Das Wichtigste ist, dass man die Reihenfolge einhält und sich im ersten Schritt um die Ernährung kümmert: Habe ich genug Obst, Gemüse und Proteine, Ballaststoffe gegessen? Wie ist das Verhältnis von Omega-3 zu Omega-6? Faste ich regelmäßig?

Aber auch der Lebensstil spielt eine Rolle: Achte ich auf meinen Schlaf, gehe ich zeitig ins Bett? Bewege ich mich regelmäßig (im besten Fall unter freiem Himmel), treibe ich jeden zweiten Tag Sport? Wirklich, das ist so, so, so viel wichtiger als die Frage, welches Pülverchen ich nehme.

LERN DICH FIT

Hast du schon einmal den Ausspruch »Use it or lose it« gehört? Häufig wird er im Kontext von Muskelaufbau verwendet, wobei es schlichtweg darum geht, dass man seine Muskeln benutzen muss, wenn man sie nicht verlieren möchte. Auch ich musste damit eine schmerzliche Erfahrung machen: auf Bali! Okay, dieser Ort hört sich jetzt nicht wirklich nach Schmerzen an, und ich hatte während meines Praktischen Jahres innerhalb meines Medizinstudiums auch eine super Zeit dort. Ich wollte neue Gesundheitssysteme kennenlernen, aber habe natürlich nach Feierabend auch mal das ein oder andere Stündchen am Strand verbracht. Dumm war nur, dass ich in der Zeit begonnen hatte, auf Instagram aktiv zu werden. Als der Fotograf dann fragte: »Felix, what happened to your body?«, wusste ich, dass die sechswöchige Trainingspause einfach zu lang war!

Auch wenn es bei den einen länger als bei den anderen dauert: Wir alle verlieren auf Dauer die hart antrainierten Muskeln, wenn wir nichts tun. Das klingt ganz schön gemein, aus der Sicht unseres Körpers ist dieser Mechanismus aber sehr schlau. Denn die Muskulatur verbraucht unheimlich viel Energie, die unser Körper erst einmal aufbringen muss. Die Evolution hat uns aber darauf programmiert, zu überleben. Und nicht darauf, durchtrainiert auszusehen. Deshalb handelt unser Körper auch heute noch nach dem Prinzip der Ressourcenschonung: Er baut ab, was ihn viel Kraft kostet. Weil er ja nicht weiß, wann ihm neue Energie zugeführt wird – oder ob das überhaupt passiert. Und die Muskeln, die er nicht mehr braucht, langfristig zu »unterhalten« würde zu viel Energie kosten.

Interessanterweise funktioniert unser Gehirn nach genau demselben Prinzip! Das beste Beispiel hierfür sind Fremdsprachen, die wir in der Schule gelernt haben. Ein paar Jahre später und ohne regelmäßigen Einsatz im Alltag können wir vielleicht gerade noch stammelnd einen Café au Lait bestellen – wenn überhaupt. Ich hatte zwei Jahre Französisch in der Schule und habe heute bis auf *Je ne sais pas* (Ich weiß es nicht) wirklich alles vergessen.

Dasselbe gilt für simple Mathematik. Wie lange brauchst du, um diese Aufgabe aus der fünften Klasse zu rechnen: 17 × 12? Falls Kopfrechnen nicht zu deinen Hobbys gehört oder du nicht beruflich damit zu tun hast, wirst du wohl eine Zeit dafür brauchen. Das ist auch völlig okay, weil dein Gehirn ganz von allein nach dem Prinzip der Ressourcenschonung aussortiert: Brauche ich diese Fähigkeit oder nicht?

Aber bevor du dich zurücklehnst und deinem Gehirn die ganze Arbeit überlässt, musst du eine Sache wissen: Wenn wir unser Gehirn nicht fordern, bildet es sich eben zurück. Die Verknüpfungen der Neuronen lösen sich – und im Alter wird das Gehirn dann tatsächlich auch kleiner. Du musst ihm also Futter geben: *Use it or lose it!*

DIE VORTEILE LEBENSLANGEN LERNENS

Schauen wir uns das Ganze mal genauer an: Unser Gehirn verändert sich ständig, egal wie alt wir sind. Je nachdem, was wir gerade trainieren oder welche Erfahrungen wir machen, passt es sich an, indem sich unter anderem Synapsen auf- oder abbauen sowie einzelne Axone oder ganze Dendriten-Verzweigungen neu setzen oder zurückziehen. Axone sind die Autobahnen, die die Signale von einer Nervenzelle zur anderen weiterleiten. Das Wort Dendriten kommt aus dem Altgriechischen: *dendron* bedeutet »Baum«, denn sie sehen ein wenig aus wie Äste, die Reize aufnehmen und sie dann weiterleiten.

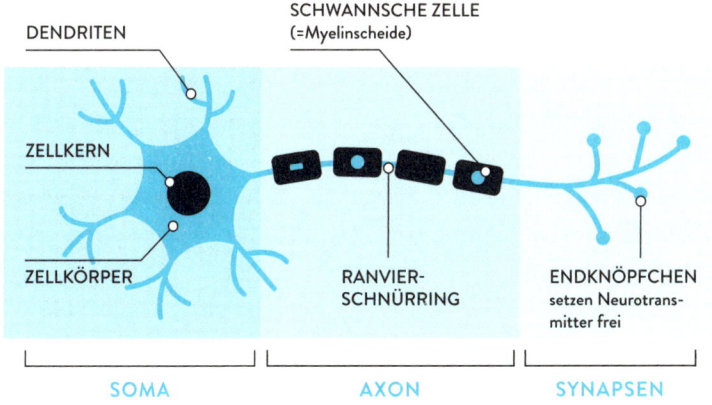

Langfristig werden wir also nur fit, gesund und leistungsfähig bleiben, wenn wir unseren Körper *und* unser Gehirn stetig mit neuen Herausforderungen konfrontieren. Oder wie ich es nennen würde: Wir müssen uns Widerständen aussetzen. Auch soziale Interaktionen müssen übrigens trainiert werden: Wer sich beispielsweise von seinen Mitmenschen zurückzieht und den Umgang mit anderen nicht mehr übt, wird mit der Zeit verlernen, empathisch zu reagieren.

Auf körperlicher Ebene funktioniert das durch Sport. Dazu kannst du alles ausführlich im Sport-Kapitel nachlesen. Und auf geistiger Ebene geht das mit lebenslangem Lernen. Damit unser Denkorgan seinen Wissensstand beibehält – und ihn im Idealfall sogar verbessert.

Lange Zeit hat man geglaubt, dass das Gehirn nach der Kindheit ausgewachsen wäre. Als würde es genauso wie unsere Knie oder unsere Körpergröße einfach irgendwann mit dem Wachstum aufhören. Und sich danach auch nicht mehr verändern. Aber das stimmt nicht. Denn unser Gehirn passt sich permanent an. Das kannst du dir vorstellen wie einen großen undurchdringlichen Wald. Wenn du da durchläufst, dann ist das erst einmal beschwerlich. Du musst dir einen Weg bahnen, stolperst vielleicht über Wurzeln, bleibst an Ästen hängen und im Matsch stecken. Und möglicherweise hinterlassen deine Fußstapfen nicht mal eine Spur. Aber wenn du häufiger dieselbe Strecke gehst, wird langsam ein Trampelpfad daraus. Und wenn du diesen immer wieder läufst, entsteht ein Weg. Irgendwann wird der Weg dann vielleicht sogar gepflastert (sollte man im Wald nicht machen, aber das Bild passt hier einfach ganz gut).

Wenn wir etwas Neues lernen, entstehen genau solche neuen Wege in unserem Gehirn. Diese Pfade in unserem Kopf sind Neuronen, die miteinander verknüpft sind. Sie werden immer dicker, je öfter wir sie gedanklich gehen. Dies nennt man neuronale Plastizität, die Anpassungsfähigkeit unseres Gehirns.

Besonders spannend ist, dass sich unsere Gewohnheiten und die Art und Weise, wie wir denken, in diesen Pfaden wiederfinden. Es gibt bestimmte Gewohnheiten, die du gerne behalten möchtest, wie zum Beispiel das Zähneputzen. Es gibt aber auch Gedanken und Gewohnheiten, die die meisten von uns gerne loswerden würden. Meine schlechteste Angewohnheit ist mein Drang, aufs Handy zu gucken. Da bin ich leider selbst mein schlimmster Patient. Ich bin mir absolut bewusst, dass ich diese Gewohnheit unbedingt wieder loswerden muss – und arbeite täglich daran, habe aber noch einen weiten Weg vor mir.

Aber warum fällt uns das Aufgeben von schlechten Angewohnheiten so schwer? Es sind eben keine kleinen Trampelpfade, sondern große betonierte Straßen. Bis diese wieder mit Bäumen und Sträuchern zugewachsen sind, kann eine lange Zeit vergehen. Aber keine Sorge: Wenn du am Ball bleibst, wird es irgendwann so kommen!

Die ständige Wandelbarkeit unseres Gehirns hat auch die Wissenschaft bestätigt. Mehrere Studien haben strukturelle neuronale Plastizität im Zusammenhang mit dem Erlernen einer neuen motorischen Fähigkeit nachgewiesen. Unser Gehirn passt sich also laufend an. Wenn wir nichts Neues dazulernen, bildet sich die Substanz, also die Neuronen, wieder zurück. Das ist auch ganz typisch für unseren Alterungsprozess.

Was jetzt spannend ist: Nicht nur geistige Arbeit scheint Einfluss darauf zu haben, sondern auch körperliche wie Sport. Wenn wir uns sportlich betätigen, kann das unsere neuronale Plastizität verbessern. Das wurde in einer spannenden Studie gezeigt:[1] MRT-Untersuchungen sollten an drei Gruppen die verschiedenen Ausprägungen der Gehirne zeigen. Zwei

Gruppen waren Hochleistungssportler: die einen Kampfsportler, die anderen Ausdauersportler. Die dritte Gruppe bestand aus Menschen, die keinen Sport trieben. Im Ergebnis sahen die Gehirne der Sportler zum einen anders aus als die der Vergleichsgruppe. Dazu sei gesagt: Beim Gehirn unterscheidet man zwischen weißer und grauer Substanz. Beide gehören zu unserem zentralen Nervensystem. Die graue Substanz enthält die Zellkörper der Nervenzellen und die weiße Substanz deren Leitungsbahnen.

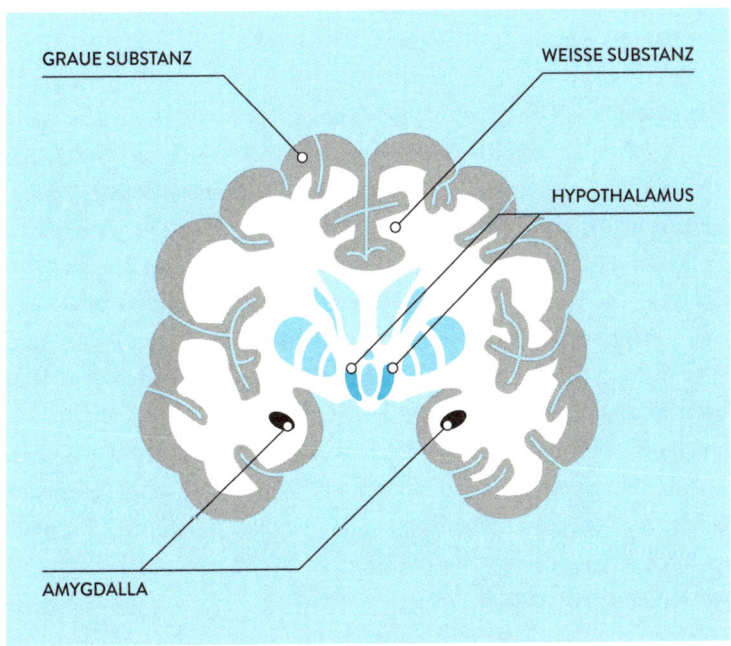

Beide Sportler-Gruppen hatten größere Volumina der grauen Substanz im Vergleich zu den Nichtsportlern. Und besonders interessant finde ich, dass sich auch die Struktur der Ausdauer- von der der Kampfsportler unterschieden hat: So hatten die Ausdauersportler ein signifikant höheres Volumen der grauen Substanz im medialen Temporallappen, Hippocampus und Gyrus parahippocampalis, was man bei den Kampfsportlern nicht beobachten konnte. Das liegt an der unterschiedlichen Art ihres jeweiligen Trainings, das bestimmte Fähigkeiten fordert.

Das beweist jetzt nicht, dass Sport das Gehirn vergrößert oder dich schlauer macht. Es zeigt für mich aber, dass du durch Sport die Anatomie und den Aufbau des Gehirns verändern kannst. Und das ist auch einer der Gründe, warum man sagt, dass Sport das beste Mittel gegen das Altern ist – unser Gehirn muss sich eben anpassen, wenn wir uns sportlich betätigen. Wenn du dich also nicht so gut konzentrieren kannst oder dein Kurzzeitgedächtnis Schwierigkeiten macht, kann es sinnvoll sein, regelmäßig Sport zu treiben, um das zu verbessern. Welcher ist dafür der beste? Ganz simpel: der, der dir am meisten Spaß macht.

Lernen wiederum kannst du dir wie Training fürs Gehirn vorstellen. Dabei geht es nicht um die Größe des Gehirns, sondern um die Vernetzung der Neuronen, also der Nervenzellen darin. Wie wir eben gesehen haben, können wir dafür sorgen, dass sich die Architektur des Gehirns verändert.

Stell es dir so vor: Bei Computern haben wir ja eine Hardware und eine Software. Die Hardware ist das Gehäuse, die Festplatte, der Arbeitsspeicher, der Bildschirm, im Grunde alles, was du siehst und anfassen kannst. Die Software befindet sich im Inneren, sie können wir nicht sehen. Jetzt hat dein Laptop vielleicht 2000 Gigabyte Speicherplatz auf der Festplatte, und du wirst durch eine Änderung der Software nicht erreichen können, dass er mehr Speicherkapazität bekommt. Ganz anders verhält es sich da bei der menschlichen Soft- und Hardware – unserem Gehirn! Wir können es durch unser Verhalten, unser Denken, unser Lernen und dadurch, wie wir mit anderen umgehen, plastisch verändern. Es entwickelt sich stetig mit. Strengen wir uns an und denken richtig nach, baut unser Körper im Gehirn Proteine auf, und es entstehen neue Nervenbahnen (Neurogenese). Diese Neuronen, also Nervenzellen, zerfallen wieder, wenn wir das Erlernte lange nicht nutzen.

Auch dieser Zusammenhang wurde in einer Tierstudie nachgewiesen. Man hat Ratten systematisch Stress ausgesetzt und konnte beobachten, wie dadurch die Neurogenese verhindert wurde. Das heißt, es konnten keine neuen Neuronen gebildet werden.[2] Stress hindert uns also am Lernen. Platt gesagt könnte man festhalten: Wer viel Stress hat, wird auf Dauer dumm (mehr Infos zu Stress findest du im Stress-Kapitel).

Es ist also für dein Gehirn gut, wenn du dir immer neue Aufgaben und Herausforderungen suchst, wie etwa eine Weiterbildung oder eine neue Sportart – aber bitte, ohne dich dauerhaft dabei zu stressen. Du sollst dir unbedingt Pausen gönnen. Diese sind sogar essenziell! Pausen spielen genauso wie Schlaf eine Schlüsselrolle bei der Neuroplastizität. Es ist wie beim körperlichen Training: Du brauchst eine Wachstumseinheit (für Muskulatur und Hirn), aber das eigentliche Wachstum geschieht dann in der Phase der Regeneration.

VON KINDERN LERNEN

Das Großartige ist ja, dass lernen eigentlich meistens Spaß macht. Oder etwa nicht? Wenn ich an meine Kindheit zurückdenke, dann ist lernen zugegebenermaßen erst einmal mit Zwang verknüpft: Meine Eltern wollten, dass ich ein Instrument lerne. Ausgerechnet eins, das ich gar nicht spielen wollte – Klavier (Schlagzeug wäre mir lieber gewesen, das habe ich später dann auch gemacht). Ich habe das mit dem Klavier also widerwillig eineinhalb Jahre lang durchgezogen. Aber durch den Zwang war ich dermaßen unmotiviert, dass ich unfassbar schlecht war und nur wenige Melodien spielen konnte. Etwa sechs Jahre nach diesem Trauerspiel passierte dann Folgendes: Ich liebte den Song ›Apologize‹ von OneRepublic. Ich bekam ihn nicht mehr aus dem Kopf und summte ihn ununterbrochen vor mich hin. Auf einmal wurde mir klar: Den will ich selbst spielen können!

Plötzlich spürte ich eine große Lust in mir, mich ans Klavier zu setzen, die ich so noch nicht kannte. Ich suchte mir auf YouTube ein Tutorial raus und brachte mir selbst bei, ›Apologize‹ zu klimpern. Es war nicht nur die Begeisterung für den Song. Ein guter Freund von mir, der eigentlich immer noch unmusikalischer gewesen war als ich, spielte inzwischen wirklich gut Klavier. Das hat mich total gewurmt. Ich dachte: Es kann doch nicht sein, dass ich all die Zeit umsonst zum Unterricht gerannt bin und es immer noch nicht kann! Und außerdem dachte ich, dass es bei Mädchen sehr gut ankommen könnte, wenn ein Typ sich ans Klavier setzt und ganz souverän eine Melodie zum Besten gibt. Dabei habe ich bis heute noch nie vor einem Mädchen, das ich gut fand, Klavier gespielt, um es zu beeindrucken. Und wie gut oder schlecht meine Freunde ihre Instrumente spielen, ist mir mittlerweile auch total egal. Mit dieser Anekdote möchte ich dir eines verdeutlichen: Die Motivation spielt eine sehr große Rolle im Lernprozess. Es ist aber überhaupt nicht wichtig, was genau dich motiviert (ein Mädchen beeindrucken, so gut spielen wie der Freund, einfach für sich selbst einen Song lernen …) – Hauptsache, die Motivation kommt aus *dir* heraus! Sie muss weder heroisch noch selbstlos noch sympathisch sein.

So habe ich mir selbst in kurzer Zeit ›Apologize‹ beigebracht, und es fühlte sich einfach fantastisch an! Auf einmal machte das Lernen riesigen Spaß. Das wird in unserer Gesellschaft aber leider nicht immer mit Freiwilligkeit verbunden. Du kennst es vielleicht noch aus der Schule: Du bekommst einen Stundenplan mit Fächern vorgesetzt, in denen du das lernst, was der Lehrer dir sagt. Am Ende schreibst du darüber noch eine Prüfung, in der du deine Fehler mit einem roten Stift unter die Nase gemalt bekommst. Und zu guter Letzt wird der Klassenspiegel noch an die Tafel geschrieben – Motivation ade!

Mein Vorschlag ist daher, dass wir das Lernen völlig *reframen* sollten. Wir müssen uns neu beibringen, dass es etwas Tolles ist zu lernen. Ein großes Privileg sogar. Es kommt dafür eben auf die Art und Weise an, wie man etwas lernt. Wenn wir den richtigen Weg für uns gefunden haben, macht es total viel Spaß. Aber eben erst dann. Bei mir dreht sich vieles um Freiwilligkeit. Wenn ich etwas selbst will, bin ich extrem motiviert. Wird es mir von anderen übergestülpt, habe ich eine deutlich ablehnende Haltung.

Eine gute Frage lautet jetzt natürlich: Wo können erwachsene Menschen neue Erfahrungen machen und im besten Fall kontinuierlich dazulernen? Ich würde mir anschauen, was Kinder gerne tun. Sie lernen ein Instrument. Das ist toll – wenn sie es gerne machen. Aber warum sind die ganzen Musikschulen ausschließlich voller Kinder? Ergibt es denn keinen Sinn, als Erwachsener ein Instrument zu lernen? Klar tut es das! Sehr sogar. Und da sich viele Erwachsene auch häufig darüber beschweren, wie schwierig es geworden ist, neue Leute kennenzulernen, ist das doch ein Argument mehr, mal in einer Musikschule vorbeizuschauen. Übrigens ist es nur ein Gerücht, dass Kinder schneller lernen als Erwachsene. Wir haben zwar oft den Eindruck und sind überrascht, was die Kleinen plötzlich wieder Neues können, aber Studien zeigen, dass Kinder nicht immer schneller lernen.[3] Auch wenn sie, was zum Beispiel das visuelle Lernen betrifft, dank des schnelleren Anstiegs des GABA-Botenstoffs offenbar Vorteile für effizienteres Lernen haben.[4]

Es ist so: Unser Gehirn verändert sich zwar ständig, aber gerade im Kindesalter sind einige Gehirnbereiche noch nicht so verknüpft und geordnet wie bei Erwachsenen. Das kommt erst mit der Zeit und den Erfahrungen. Aber genau dieser Umstand kann für einige Lernprozesse hinderlich sein, etwa dann, wenn es um das Lösen von Problemen geht. Außerdem ist die Aufmerksamkeitsspanne von Kindern noch geringer.

Aber: Die allermeisten Kinder haben so was von Lust aufs Lernen und gehen an alles Neue so optimistisch ran! Diese kindliche Neugier – oder auch ihr Streben nach Autonomie – führt dazu, dass sie von sich aus lernen wollen. Das ist definitiv ein großer Vorteil. Diese Lust und dieser Wille kommen vielen Erwachsenen leider abhanden.

Deshalb meine Frage: Welches Instrument wolltest du schon immer mal ausprobieren? Es kostet wirklich nicht die Welt, einmal die Woche Musikunterricht zu nehmen. Das habe ich höchstpersönlich recherchiert, als ich das unlängst mit dem Klavierspielen noch mal RICHTIG angehen wollte. Und auch Musikinstrumente müssen nicht so teuer sein, wie man im ersten Moment vielleicht denken würde. Auf verschiedenen Onlinemarktplätzen kann man ein gebrauchtes erstehen – und manchmal stehen da sogar Sachen zum Verschenken drin. Und wenn es ein Schlagzeug sein soll, was ich früher gespielt habe: Das gibt es mittlerweile auch elektronisch, sodass es keinen allzu großen Krach macht und du keinen Ärger mit den Nachbarn bekommst. Wenn du jetzt sagst: Das ist ja alles schön und gut, aber ich habe keine Zeit, einmal in der Woche bei einer Musikschule auf der Matte zu stehen. Okay, dann gibt es immer noch YouTube, da wird dir zeitlich völlig flexibel und kostenlos beigebracht, ein Instrument zu spielen. Wirklich, ein Hobby zu haben kann toll sein.

Und es muss natürlich nichts mit Musik zu tun haben, wenn du andere Sachen lieber magst. Eine Kollegin von mir besucht beispielsweise einen Theaterkurs. Es gibt welche für Studierende und sogar für Senioren, aber für Menschen zwischen 28 und 64 Jahren irgendwie nicht so richtig. Jedenfalls hatte sie Schwierigkeiten, einen zu finden. Wie kann das sein? Macht Theaterspielen in diesem Alter etwa keinen Spaß mehr? Ich denke, doch.

Oder frag dich mal: Welche Sportart würde dir Spaß machen? Träumst du vielleicht schon lange davon, mal reiten zu lernen oder Karate zu können? Was würdest du machen, wenn es dir leichtfiele? Worauf hättest du Lust, wenn du Energie hättest? Was würdest du mit deiner Zeit am liebsten anfangen, wenn du nicht arbeiten müsstest?

Ich finde, das ist ein schönes Gedankenexperiment. Einfach mal ein bisschen spinnen und den Ausreden den Wind aus den Segeln nehmen. Die Wahrheit ist nämlich: Wir alle schieben Ausreden vor, damit wir nicht noch mehr Zeug in unseren Alltag packen. Dabei ist es für unser Gehirn existenziell, Neues zu lernen.

Ich finde es extrem wichtig, wach und neugierig zu sein. Geistig und körperlich in Bewegung zu bleiben. Immer wieder in den Widerstand zu gehen, damit Körper und Gehirn fit bleiben und wachsen. Deshalb lautet mein Rat an dich: Freu dich immer, wenn du etwas Neues lernst oder erfährst. Denn dann passiert etwas in deinem Gehirn. Bleib auch mit anderen Menschen in Verbindung, damit du soziale Interaktion nicht verlernst. Und: Lieb und genieß dein Leben. Verbring Zeit mit den Dingen, die dir Spaß bereiten. Denn so lernst du am allerbesten und bleibst im Kopf lange topfit.

SPRECHSTUNDE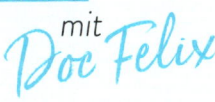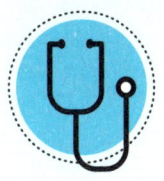

Was hilft mir (neben dem Interesse) dabei, mit dem Lernen überhaupt anzufangen?

Einer der wohl wichtigsten Mechanismen, um mit dem Lernen zu starten und den Prozess auch durchzuhalten, ist definitiv die Selbstwirksamkeit! Damit wird nämlich nicht nur das Ziel interessant und zum Motivationsfaktor, sondern der Weg dahin scheint machbar. Das ist so zentral: Wenn ich nämlich selbstwirksam an die Sache herangehe und weiß, dass ich das jetzt NOCH nicht kann, aber Strategien parat habe, WIE ich an das Ziel komme, dann verringert das ganz stark die Hemmungen und Bedenken – in der Psychologie ist in dem Zusammenhang auch das Wachstumsdenken von Carol Dweck (Growth Mindset) ein großes Schlagwort. Dafür kann es zum Beispiel helfen, sich einfach mal zu überlegen, was man schon alles geschafft hat, wie man andere Sachen begonnen, gelernt oder erreicht hat. Stell dir da deinen eigenen Werkzeugkoffer mit deinen Tools zusammen, die dir helfen.

Wann lernt es sich am leichtesten?

Jeder hat seinen eigenen Lernrhythmus und seine eigenen Lernbedingungen, aber es gibt eine Sache, die deinen Lernprozess ganz klar positiv beeinflusst, und das ist der Flow-Moment. Ja, das gibt es auch beim Lernen: das Aufgehen in der Tätigkeit. Darauf kannst du auch selbst Einfluss nehmen. Ein Faktor ist da zum Beispiel das Anforderungsniveau: wenn es nämlich nicht zu schwer, aber auch nicht zu leicht ist. Fordere dich heraus, ohne dich zu überfordern. Und dir muss klar sein, wie du die Sache angehst: Wenn du zwar weißt, du willst lernen, Klavier zu spielen, aber gleichzeitig keine Ahnung hast, wie und womit du anfangen sollst, dann kommst du auch nicht in den Flow. Deshalb informier dich vorher und definier klare Lernziele und Wege dorthin.

HOL DIR DEINE ENERGIE

Kennst du das auch, morgens schon müde aufzuwachen? Dich gerade mal so durch den Tag geschleppt zu bekommen und abends zu erledigt für alles zu sein? Mit der Energie ist es ähnlich wie mit der Gesundheit: Dass es sie gibt und dass sie wichtig für uns ist, kriegen wir oft erst mit, wenn sie uns fehlt.

Grundsätzlich gilt: Wenn du dich oft energie- und kraftlos fühlst, dann solltest du vielleicht mal zum Arzt gehen. Es könnte eine Krankheit wie Diabetes, eine Depression oder eine Schilddrüsenunterfunktion dahinterstecken. Es kann aber auch gut sein, dass du kerngesund bist, dich dein Alltag aber schlaucht und du deshalb zu wenig Energie hast. Wenn das der Fall ist, habe ich in diesem Kapitel ein paar Tipps, wie du das ändern kannst.

Bevor wir uns aber überlegen, wie du mehr Energie in dein Leben bekommst, sollten wir erst einmal klären, was Energie überhaupt ist. Ich habe weder im Studium noch sonst wo gelernt, was Energie wirklich bedeutet. Das liegt auch daran, dass es so unendlich viele Formen und Definitionen gibt, je nachdem, in welcher wissenschaftlichen Disziplin man sich befindet. Ich habe das Ganze für mich so aufgelöst:

Physikalisch gesehen sind beispielsweise Kalorien Energieeinheiten. In der Ernährungswissenschaft wird Energie in Kilokalorien gemessen – das ist die Menge an Energie, die man benötigt, um ein Kilogramm Wasser unter bestimmten Voraussetzungen um ein Grad zu erwärmen. Kalorien werden durch die Nahrung in Form von Makronährstoffen (Proteine,

Kohlenhydrate, Fette) aufgenommen und im Körper in Energie umgewandelt. Aus der Physik kennen wir den sogenannten Energieerhaltungssatz, der besagt, dass Energie nicht verschwendet, verbrannt oder verbraucht, sondern immer nur umgewandelt wird. Und das ist in unserem Körper genauso. Darin begegnen wir vielen verschiedenen Formen von Energie: Wenn wir etwas essen, nehmen wir eine Form chemischer Energie auf. Sie wird dann im Körper umgewandelt, zum Beispiel in Wärmeenergie, die wir brauchen, um unsere menschliche Grundtemperatur von 37 Grad Celsius zu halten. Außerdem wird die Energie, die wir über die Nahrung aufnehmen, in Bewegungsenergie umgewandelt. Während ich zum Beispiel rede, gestikuliere ich automatisch mit meinen Händen, weil mein Gehirn elektrische Energie an meine Muskulatur sendet. Gemäß dem Energieerhaltungssatz verbrauchen wir gar keine Energie, sie ist also nicht weg, sondern nur umgewandelt. Trotzdem haben wir manchmal das Gefühl, entweder voller Energie oder auch total antriebslos zu sein. Darum kommen jetzt Tipps, mithilfe derer du es schaffst, dich energetisch und voller Tatendrang zu fühlen! Einfach voller Energie!

ENERGIE DURCH SONNENLICHT

Die Sonne scheint eindeutig einen Einfluss auf unseren Energiehaushalt zu haben. Sie macht uns wach und schenkt uns gute Laune. Ich kann mich noch gut an die Zeit erinnern, als ich mich während meines Studiums in meiner kleinen Einzimmerwohnung eingeschlossen habe. Am Freitagmittag nach der Uni saß ich zu Hause und begann zu lernen. Montagfrüh kam ich erst wieder heraus – und hatte zwischendrin keine Minute unter freiem Himmel verbracht. Ich saß am Schreibtisch, habe mich gestresst, weil es für die Uni immer etwas zu tun gab, und meine Freunde habe ich auch nicht gesehen. Rückblickend war diese Lebensphase ein echter Energiekiller. Aber war der Lichtmangel vielleicht auch ein Grund dafür, dass ich mich nicht gut gefühlt habe?

Eine groß angelegte Studie mit 20 000 Teilnehmern hat untersucht, wie sich Sonnenlicht auf das Leben der Probanden auswirkt.[1] Im Vorfeld wurden umfangreiche Daten von den Teilnehmern erfasst: Lebensstil, Gesundheit, Stimmung, Demografie, körperliche Verfassung. Möglichst viele Störgrößen sollten also von vornherein ausgeschlossen werden. Der einzige Vergleichspunkt sollte die unter freiem Himmel verbrachte Zeit sein. Dafür sollten die Probanden angeben, wie sie ihre Energie, Müdigkeit und Stimmung einschätzten. Es kam heraus: Jede zusätzliche Stunde, die die Teilnehmer im Tageslicht verbrachten, senkte die Wahrscheinlichkeit für

- eine lebenslange schwere depressive Störung,
- die Einnahme von Antidepressiva,
- schlechte Stimmung,
- Neurotizismus,
- Unzufriedenheit,
- beschwerliches Aufstehen am Morgen,
- Schlaflosigkeit und
- Müdigkeit.

Die Studie hat also klar gezeigt, dass wir mehr Zeit unter freiem Himmel verbringen sollten, wo wir natürlichem Licht ausgesetzt sind. Jetzt frage ich mich: Was macht die Sonne mit uns? Erst einmal hat Licht viel mit unserem Schlafzyklus zu tun. Ist es hell, sind wir wach. Ist es dunkel, werden wir müde und gehen schlafen. Das ist ganz tief in uns verankert. Wir stehen also in einer natürlichen Abhängigkeit zum Sonnenlicht. Und es gibt unzählige Studien, die nachgewiesen haben, dass sowohl die direkte Sonnenlicht-Exposition (die Sonne strahlt auf den Körper) als auch die indirekte (die Sonne strahlt zum Beispiel durchs Fenster) einen maßgeblichen Einfluss auf unseren zirkadianen Rhythmus haben.

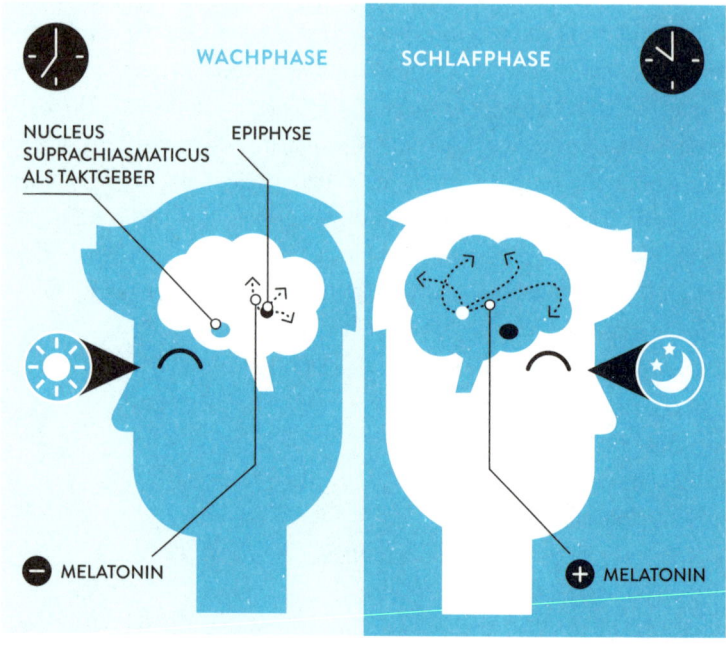

Das läuft folgendermaßen ab: Wenn Licht in unser Auge trifft, dann geht es durch die unterschiedlichen Schichten bis zur Netzhaut. Dort liegen die sogenannten retinalen Ganglienzellen. Man kann auch sagen, sie sind die Zellen unserer Retina, was nur ein anderes Wort für die Netzhaut ist. (Funfact: Weißt du, warum der Technikkonzern Apple seine Laptops mit »Retina Displays« anpreist? Das ist Marketing, das uns sagen soll, dass auf den Bildschirmen so viele Pixel wie auf der menschlichen Netzhaut sind.) Trifft nun also Sonnenlicht auf diese Zellen, wird dadurch unsere Melatoninausschüttung beeinflusst. Theoretisch würde unser Körper die ganze Zeit Melatonin produzieren. Es muss also gestoppt werden, damit wir wach und leistungsfähig sind. Und das passiert eben, wenn Licht in unser Auge fällt. Deshalb ist die Sonne so wichtig für unseren Schlaf-Wach-Rhythmus. Zu wenig Sonnenlicht kann uns daher auch richtig krank machen, weil das unseren zirkadianen Rhythmus durcheinanderbringt. Wenn du abends nicht gut einschlafen kannst und morgens nicht aus den Federn kommst, könnte das also auch daran liegen, dass du zu wenig die Sonne gesehen hast. Wenn das Wechselspiel aus Serotonin, Cortisol und Melatonin dauerhaft nicht richtig funktioniert, dann steigt das Risiko für eine Winterdepression. Dabei handelt es sich um eine ernsthafte Krankheit.

Sonnenlicht brauchen wir zudem, um Vitamin D_3 herzustellen, das zentral für unser Immunsystem und für Entzündungsreaktionen ist und unseren Knochenstoffwechsel beeinflusst. Gerade für Frauen, die häufiger an Osteoporose leiden als Männer (das ist eine Krankheit, bei der die Knochen porös werden), ist dieses Vitamin enorm wichtig. Dabei ist es streng genommen gar kein Vitamin, sondern ein Hormon. Denn Vitamine sind Stoffe, die der Mensch nicht selbst produzieren kann und die deswegen mit der Nahrung zugeführt werden müssen. Bei Tieren ist das anders: Ein Fuchs zum Beispiel kann selbst Vitamin C herstellen, dafür hat er die entsprechenden Enzyme. Wir Menschen leider nicht, weshalb wir Vitamin C aus der Nahrung beziehen müssen.

Vitamin D_3, das also eigentlich keins ist, ist zwar in fettigem Fisch und Avocados vorhanden. Allerdings nicht in den Mengen, die wir brauchen. Denn es ist nicht dafür gedacht, gegessen zu werden. Wir müssen es hauptsächlich selbst herstellen. Und dafür brauchen wir: Sonnenlicht auf unserer Haut.

Sonnenlicht ist also essenziell für unseren Vitamin-D_3-Haushalt. Und weil sich die Sonne in den Wintermonaten in Deutschland nicht so häufig blicken lässt, haben über 60 Prozent der Menschen einen Mangel an Vitamin D_3 beziehungsweise sind »suboptimal versorgt«.[2] Ein Nahrungsergänzungsmittel einzunehmen kann in diesem Fall tatsächlich sinnvoll sein. Wenn du dich häufig energielos fühlst, lass von deinem Hausarzt mal deinen Vitamin-D_3-Wert bestimmen. Dann hast du die Gewissheit, ob du genügend davon im Körper hast.

Wenn du im Homeoffice bist, könntest du ein paar Calls am Tag bei einem Spaziergang machen (natürlich nur die, bei denen du nicht am Rechner sitzen musst). Vielleicht hast du ja auch die Möglichkeit, einen Teil deines Arbeitsweges mit dem Fahrrad oder zu Fuß zurückzulegen statt mit der Bahn oder dem Auto. Wenn du deine Freundinnen und Freunde triffst, dann verabredet euch nicht im Café oder zu Hause. Trefft euch zu einem Spaziergang zum Quatschen. So spart ihr euch auch automatisch das Stück Sahnetorte *und* seid in Bewegung. Unbedingt auch, wenn es draußen kalt ist. Gerade dann! Denn im Winter brauchst du noch mehr Tageslicht als in den anderen Jahreszeiten.

ENERGIE DURCH MUSIK

Wenn ich Musik aus ›Star Wars‹ höre, kriege ich sofort eine Gänsehaut – und einen Energieschub! Auch beim Training ist es für mich sehr wichtig, Musik zu hören. Dann habe ich das Gefühl, leistungsfähiger und stärker zu sein. Musik von Cro zum Beispiel macht mich fröhlich. Ruhige Musik entspannt mich.

Musik kann einen großen Einfluss darauf haben, wie wir uns fühlen. Achte bei Filmen mal darauf, wie sehr die eingespielte Musik die Szene mitbestimmt. Gerade bei gruseligen Filmen ist es verrückt, wie viel weniger Angst man hat, wenn der Ton ausgeschaltet ist. Musik beeinflusst eindeutig die Freisetzung von Energie. Beim Sport macht das natürlich einen großen Unterschied. In einer Studie wurde genau das an zehn Frauen und zehn Männern untersucht.[3] Die eine Gruppe trainierte ohne, die andere mit Musik. Letztere zeigte bessere Leistungen im Intervalltraining, zusätzlich war die Motivation höher. Und nicht nur die, sondern auch die »wahrgenommene Freude«. Die Trainierenden, die Musik hörten, hatten also einfach mehr Spaß und Energie dabei.

ENERGIE DURCH MITMENSCHEN

Als ich mein Praktisches Jahr im Krankenhaus absolviert habe, hatte ich meistens ein sehr niedriges Energielevel. Das lag nicht daran, dass die Tätigkeit für mich zu anstrengend gewesen wäre oder ich zu viel gearbeitet hätte. Der Grund war, dass die meisten meiner Kolleginnen und

Kollegen auch ein niedriges Energielevel hatten. Und das hat sich auf mich übertragen.

Das geht nicht nur mir so. Viele energiegeladene Menschen aus meinem Freundes- und Bekanntenkreis gehen zum Arbeiten ins Krankenhaus oder ins Lehrerzimmer – und kommen da ohne Energie wieder raus. Wir glauben häufig, das liege am Workload. Oder an den Herausforderungen der Arbeit als solcher. Das stimmt aber nicht. Jedenfalls nicht immer.

Beispielsweise entsteht ein Burn-out nicht einfach *nur* durch Überforderung. Da spielen meist mehrere Faktoren mit rein – wie etwa die Menschen, mit denen man sich den ganzen Tag umgibt. Es gibt Menschen, mit denen triffst du dich, und danach ist dein Energielevel viel höher als zuvor. Sie inspirieren dich mit ihren positiven Gedanken oder haben eine ansteckend gute Laune. Und es gibt welche, mit denen triffst du dich, und danach fühlst du dich einfach nur platt. Vor dem Treffen warst du vielleicht energiegeladen – aber danach geht nichts mehr. Sie sind negativ eingestellt, ziehen dich mit Jammern und Lästereien runter.

Man geht bei Ansteckungen immer von Krankheiten mit Erregern aus, wie etwa bei Corona, da sind es Viren. Aber auch Emotionen und Energie sind ansteckend! In einer Studie, in der man sich angeschaut hat, inwieweit dies auch für das Burn-out-Syndrom stimmt, wurde nicht nur herausgefunden, dass das zutrifft, die Studienleiter haben den Ausbruch von Emotionen sogar als Epidemie bezeichnet![4] Emotionen sind also ansteckend.

Das zeigt auch noch eine andere Studie: Wissenschaftler haben sich die Gehirnaktivität in einem funktionalen MRT angeschaut, während sich die Probanden Bilder mit dramatischen Ereignissen ansahen.[5] So konnten sie die Wärme und Durchblutung ohne Strahlung live messen. Sie wollten mehr über die Fähigkeit zur Empathie herausfinden und darüber, welche Neuronen während dieses Prozesses im Gehirn aktiv werden.

Es sind unsere Spiegelneuronen: Sie sind wahnsinnig wichtig für uns, denn mit ihrer Hilfe können wir unter anderem auf die Gestik und Mimik unseres Gegenübers reagieren. Sie helfen uns, zu verstehen und nachzufühlen, was in anderen Menschen vorgeht. Natürlich reagiert nicht jeder Mensch mit gleich viel Empathie. Bei Autisten geht man beispielsweise davon aus, dass die Funktion der Spiegelneuronen beeinträchtigt ist und sie deswegen nicht so emphatisch auf ihre Mitmenschen reagieren können. Die Spiegelneuronen sind aber auch dafür verantwortlich, dass wir uns von schlechter Energie anstecken lassen. Denn wir sind darauf gepolt, unser Gegenüber zu spiegeln.

Stell dir mal vor, jemand lächelt dich im Vorbeigehen an. Wie schwierig ist es dann für dich, da grimmig zurückzuschauen? Es kommt natürlich drauf an, was für ein Mensch du bist. Aber die meisten von uns können gar nicht anders, als zurückzulächeln.

Ich würde mich zu den Leuten zählen, bei denen die gute Laune ansteckend ist. Manchmal glaube ich sogar, dass ich den Leuten eher auf die Nerven gehe, wenn ich so energiegeladen daherkomme. Mittlerweile bin ich da sehr sensibilisiert und merke in kürzester Zeit, ob ich es mit einem Energieräuber zu tun habe. Sogar über Skype oder am Telefon. Aber wie geht man damit um? Oftmals lässt sich der Kontakt ja nicht verhindern. Es mag vielleicht ein bisschen seltsam klingen, aber tatsächlich können Visualisierungstricks hier helfen: Zieh innerlich zum Beispiel eine schützende Blase oder einen goldenen Schutzschild um dich herum. Probier, welches Bild dir dabei helfen kann, dich, wenn nötig, abzugrenzen.

ENERGIE DURCH LEBENSMITTEL

Bestimmt hast du auch schon von sogenannten Superfoods oder Brainfoods gehört. Diese Begriffe haben natürlich viel mit Marketing zu tun. In den letzten Jahren sind die Umsätze von Chiasamen ja zum Beispiel wahnsinnig in die Höhe geschnellt. Als hätten wir davor nicht richtig gelebt, weil wir einen essenziellen Mangel an Chiasamen hatten. Das stimmt natürlich nicht. Aber die Lebensmittelindustrie möchte uns weismachen, dass es da ein paar ganz spezielle Dinge gibt, die uns auf einen Schlag total gesund machen.

Meistens einen ebenjene Lebensmittel ein paar Eigenschaften:

- Sie sind teuer.
- Sie kommen nicht von hier.
- Sie brauchen einen langen Transportweg.
- Wir kennen sie (noch) nicht.

Und alles, was für uns neu ist, klingt erst einmal vielversprechend. Wir denken, da sind ganz spezielle Stoffe drin, die es bei uns nicht gibt. Wie langweilig wäre es, wenn wir wüssten, dass in Brennnesseln, die in unseren Gefilden überall wachsen, die tollsten gesundheitlichen Nutzen stecken? Zum Beispiel enthalten sie Calcium, Proteine, Eisen, Ballaststoffe sowie Vitamin A, C und E. Goji-Beeren und Chiasamen hingegen klingen exotisch. Dabei gibt es laut Wissenschaft kein Lebensmittel, das uns den einen ultimativen Energiekick verspricht (abgesehen von der Kaffeebohne)!

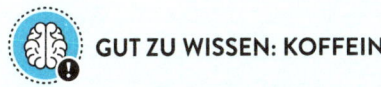

GUT ZU WISSEN: KOFFEIN

Unfassbar viele Menschen überall auf der Erde trinken gerne Kaffee. Aber nicht nur da ist Koffein enthalten, sondern auch in grünen und schwarzen Tees, in Cola und Energydrinks.
Wie wirkt Koffein aber – und hilft es uns dabei, Energie zu bekommen? Es funktioniert so: Werden wir müde, produziert unser Hirn Adenosin. Das ist ein Molekül, das an den Adenosin-Rezeptor andockt und damit unsere natürliche Müdigkeitsreaktion auslöst. Nehmen wir jetzt Koffein zu uns, dann blockiert es diesen Rezeptor, mit dem Ergebnis, dass die Müdigkeit nicht ausgelöst wird. Blutdruck sowie Konzentration steigen an und wir werden geistig wie körperlich leistungsfähiger. Koffein hat somit einen Einfluss auf die Reaktionsbereitschaft und die Aufmerksamkeit sowie auf viele kognitive Funktionen.

Weil Koffein (je nach Dosis) eine starke Wirkung auf den Körper haben kann, sollte man es einige Zeit vor dem Schlafengehen auch nicht mehr zu sich nehmen. Die meisten unterschätzen die Halbwertzeit, also die Zeit, in der sich Koffein zu 50 Prozent abgebaut hat. Im Durchschnitt liegt sie bei vier Stunden. Viele Menschen leiden wegen ihres Koffeinkonsums sogar unter Schlafstörungen – und werden diese wieder los, wenn sie ihren Kaffeekonsum einschränken.

Wir können Koffein aber auch gezielt einsetzen, um unsere Leistung zu steigern oder abzurufen, vor dem Sport zum Beispiel. Aber der Konsum sollte moderat sein, und am besten sollten wir ihn richtig genießen: Ich bin davon überzeugt, dass ich meinen Kaffee mehr genieße als die meisten. Gerade weil ich hin und wieder auf ihn verzichte und dann gezielt genieße, anstatt ihn in eine Thermoskanne zu kippen und den ganzen Tag so nebenbei zu trinken.

Apropos Superfood: Zu Beginn meines Studiums habe ich manchmal Pommes zum Frühstück gegessen. Ernsthaft! Ich hatte wirklich das Gefühl, dass sie mir richtig guttun. Und dass sie genau das sind, was ich jetzt brauche. Du ahnst es: Damals hatte ich noch kein gutes Körpergefühl. Man sagt ja immer »Hör auf deinen Körper«. Das ist auf jeden Fall auch gut und empfehlenswert. Aber erst sollte man *lernen*, auf ihn zu hören. Oft hören wir nämlich nicht auf unseren Körper, sondern auf einen Impuls, der eher vom Belohnungszentrum im Gehirn kommt. Und der sagt einem auch schon mal, dass man Pommes zum Frühstück essen sollte ...
Worauf ich hinauswill: Es sind vor allem diese hochverarbeiteten Lebensmittel, die uns keine Energie geben, das Gegenteil ist der Fall. Das Einzige, was diese »energiereichen« Lebensmittel mit ziemlicher Sicherheit mit sich bringen, ist Übergewicht.

Es gibt diverse Theorien, warum das so ist. Eine ist, dass unser Körper unserer Lebensweise evolutionär betrachtet einfach nicht hinterherkommt. Ich habe es ja schon im Ernährungs-Kapitel erwähnt: Über Jahrtausende hatten wir nicht ständig Zugang zu Lebensmitteln. Das bedeutet, unser Körper denkt immer noch, wir befinden uns im Urwald oder im Krieg – und hortet unsere ganze Energie. Er gibt sie also nicht frei, sondern speichert, speichert, speichert. Und zwar in Form von Fett, damit wir es in der Hungerphase wieder in Energie umwandeln können. An sich ein richtig tolles System. Das Fett wird beispielsweise im Bauch gespeichert. Leider aber auch um die Gefäße und Organe herum. Dieses sogenannte viszerale Fett schützt unsere Organe eigentlich, was super ist – in großen Mengen aber ist es extrem ungesund. Zu viel davon erhöht zum Beispiel das Risiko für Typ-2-Diabetes, Herz- und Krebserkrankungen sowie chronische Krankheiten. Unser Körper hat nun also Schwierigkeiten, sich auf diese ganzen industriell hergestellten Kalorienbomben einzustellen – in der Natur gibt es sie schließlich nicht. (Ich habe noch nie einen Salami-Pizza-Baum gesehen. Aber ich träume manchmal davon.)

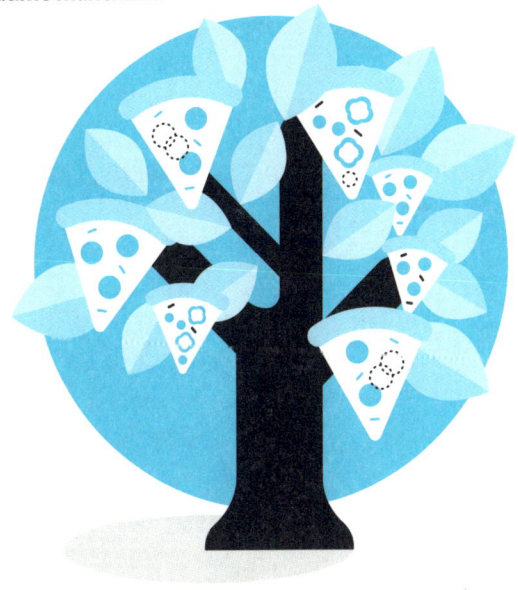

Klar gibt es in der Natur auch extrem kalorienreiche Lebensmittel, Nüsse gehören zum Beispiel dazu. Iss aber mal Nüsse mit einem Energiewert von 300 Kalorien – und Kuchenstücke mit demselben Energiewert. Dein Körper wird vollkommen anders darauf reagieren, auch dieses Völlegefühl bleibt aus.

Was uns außerdem Energie rauben kann, ist ein Mangel an Mikronährstoffen und Spurenelementen. Beispielsweise ist Vitamin B maßgeblich an der Umwandlung von Kohlenhydraten, Eiweiß und Fetten beteiligt. Genauso ist es für die Energieversorgung im Gehirn wichtig. Wir sollten auf Vitamine und Spurenelemente achten, also generell auf Mikronährstoffe. Welche Lebensmittel du dafür zu dir nehmen solltest, habe ich dir im Kapitel zum Immunsystem aufgelistet. Aber grundsätzlich kann man festhalten: Mit Obst und Gemüse machst du immer alles richtig.

Was gesundes Essen mit unserem Energielevel macht, zeigte auch eine Studie mit mehr als 12 000 Probanden:[6] Sie sollten über einen gewissen Zeitraum ein Ernährungstagebuch führen. Gleichzeitig haben die Forscher das psychische Wohlbefinden der Probanden gemessen; die Leute gaben also an, wie glücklich sie sind. Hier konnte man feststellen, dass ein höherer Obst- und Gemüsekonsum ein Indikator für mehr Glück, Lebenszufriedenheit und Wohlbefinden innerhalb von 24 Monaten war. Das lässt hierauf schließen: Wenn du viel Obst und Gemüse isst, steigt die Wahrscheinlichkeit, dass du glücklicher sowie zufriedener bist und dich besser fühlst. Und das wiederum würde ich als Form von Energie interpretieren. Denn wer glücklich ist, ist in der Regel auch leistungsfähiger und hat mehr Energie.

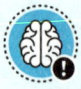 **GUT ZU WISSEN: ALKOHOL**

Erst einmal die Fakten: Von der Deutschen Gesellschaft für Ernährung wird empfohlen, dass Männer nicht mehr als 20 und Frauen nicht mehr als 10 Gramm Alkohol pro Tag zu sich nehmen, das entspricht einem Glas Bier oder Wein. Ein Problem ist allerdings, dass man bei der Risikoeinschätzung nur die direkte Wirkung und die direkten möglichen Schäden von Alkohol untersucht. Nun ist es aber so, dass Alkoholkonsum auch indirekte Auswirkungen hat. Beispielsweise hast du weniger Lust, Sport zu treiben, wenn du ein Bier trinkst. Außerdem wird das Hormon Ghrelin ausgeschüttet, das deinen Appetit anregt. Der präfrontale Kortex wird zudem ausgeschaltet, dadurch fällt deine Hemmung, und du beginnst, mehr und ungesunde Sachen zu essen. Du wirst darüber hinaus auch einen unruhigeren Schlaf haben. Der Körper ist nach einem Rausch in der Nacht schließlich damit beschäftigt, den Alkohol abzubauen, und hat dann keine Kapazitäten mehr, sich ordentlich zu regenerieren. Der schlechte Schlaf hat wiederum zur Folge, dass weniger Sättigungshormon (Leptin) und mehr Hungerhormon (Ghrelin) ausgeschüttet wird. Und natürlich, dass du auch am nächsten Tag weniger Lust auf Bewegung hast. Alkohol ist also ausschließlich im Moment des »Genusses« ein Energiebringer: Du bist ausgelassen, stürmst vielleicht die Tanzfläche und kommst mit Leuten ins Gespräch. Auf mittlere und lange Sicht ist er aber ein Energiedieb, weil du dich hinterher immer matt, manchmal sogar ein bisschen vergiftet und nicht sonderlich energetisch fühlst.

ENERGIE DURCH TRINKEN

Alkohol sollten wir also meiden, aber trinken sollten wir viel! Nur eben Wasser. Ich kann das nicht mehr sagen, ohne dabei breit grinsen zu müssen. Denn mein bester Freund zieht mich schon damit auf, weil ich diesen Tipp so häufig zum Besten gebe. Alligatoah, einer der bekanntesten Rapper Deutschlands, hat mal meine Tonspur auf TikTok genommen, auf der ich empfohlen habe, mehr Wasser zu trinken. Und hat dann dazu eine Minute lang Wasser getrunken. Über diese Ehre habe ich mich sehr gefreut!

Jetzt müssen wir uns auf jeden Fall einmal angucken, warum wir durch Wassertrinken mehr Energie haben – oder im schlechteren Fall durch zu wenig Wasser zu wenig Energie verspüren. Dafür muss man zunächst wissen: Unser Körper besteht zu 60 Prozent aus Wasser. Und unser Gehirn zu 80 Prozent. Wasser ist für die Tätigkeit des Herz-Kreislauf-Systems und die Durchblutung der Gefäße wichtig, denn Blut besteht ja ebenfalls aus Wasser. Wenn du zu wenig trinkst, wird das Blut dicker und kann wichtige Areale nicht mehr so gut erreichen. Und für das Gehirn ist Wasser besonders wichtig. Denn es besteht aus Gefäßen, die wiederum aus Arterien bestehen, die zum Gehirn hin- und auch wieder wegführen. Dazwischen sind die sogenannten Kapillare, hier findet der Blut-Gas-Austausch statt. Da wird also Sauerstoff abgegeben, damit unser Gewebe – in diesem Fall unser Gehirn – Energie bekommt. Diese Kapillare sind die kleinsten Blutgefäße unseres Körpers. Sie müssen ständig rote Blutkörperchen, die Erythrozyten, durchlassen, damit sie dann den wichtigen Sauerstoff an das Gehirn abgeben können. Nun ist es so, dass diese roten Blutkörperchen genauso fett sind wie der Durchmesser der kleinen Hirnarterien. Damit die roten Blutkörperchen gut durch die Kapillaren wandern können, muss es also sehr feucht sein. Wenn es nicht mehr flutscht, bleibt schon mal etwas stecken. Genauso, wie das Blut dickflüssig wird – wenn wir zu wenig trinken.

Aber keine Panik: Wir haben einen gut funktionierenden Mechanismus, der uns rechtzeitig Bescheid gibt, wenn wir wieder Flüssigkeit zu uns nehmen sollen: den Durst! Und du wirst auch nicht direkt sterben, wenn du mal nichts trinkst. Aber sei dir bewusst, dass Durst ein echt wichtiges Signal ist.

Manchmal kommt es natürlich vor, dass wir nicht auf unseren Körper hören (können). Deshalb ist es sinnvoll, auch mal Wasser zu trinken, wenn man gerade keinen Durst hat. Ich trinke zum Beispiel jeden Morgen ein Glas Leitungswasser, um meine Verdauung anzuregen. Wenn ich sieben bis acht Stunden geschlafen habe, habe ich schon allein durch den Schweiß eine Menge Wasser verloren, und in der Zeit habe ich ja auch nichts getrunken.

Wenn du auf der Toilette warst und deinen Urin ansiehst, kannst du übrigens an der Farbe erkennen, ob du ausreichend oder zu wenig getrunken hast. Wenn er dunkel ist, ist das immer ein Zeichen, dass du zu wenig Flüssigkeit zu dir genommen hast.

Zum morgendlichen Wassertrinken gibt es auch Studien. Es wurde zum Beispiel untersucht, wie Menschen reagieren, wenn man sie weniger trinken lässt, als sie das normalerweise tun würden.[7] Eine andere Gruppe trank zur gleichen Zeit mehr als die übliche Menge an Wasser. Die Probanden füllten dann einen Fragebogen aus, da ging es um ihre Vitalitätszeichen, Stimmung, Müdigkeit und Aufmerksamkeit – also alles Marker, die wir als Energie übersetzen würden. Die Leute, die weniger getrunken haben, hatten tatsächlich eine schlechtere Stimmung.

Wenn man mal bedenkt, was wir alles machen, um unsere Stimmung aufzuheitern, und dass das ganz simpel mit einem Glas Wasser funktioniert, dann ist das doch eine tolle Sache. Die Teilnehmer, die mehr Wasser getrunken haben, waren auch wacher.

Es gibt aber noch andere Faktoren, weshalb wir Energie durch Wasser bekommen. Wer Wasser trinkt, vermeidet (idealerweise) gleichzeitig zuckerhaltige Getränke. Denn Industriezucker macht uns eher müde, hungrig und unzufrieden. Und er trägt dazu bei, dass wir eher Entzündungen bekommen. Gesüßte Getränke können dir also Energie ziehen, wohingegen Wasser dir welche gibt.

Und hier noch etwas zum Thema »Hack your brain«: Bevor ich Medizin studieren konnte, musste ich einen Test bestehen, weil mein Notendurchschnitt vom Abitur nicht ganz gereicht hatte. Ich musste also echt kämpfen für mein Studium. Bei dem Test musste man acht Stunden lang Konzentrations- und Denksportaufgaben lösen. Gedächtnis, Textverständnis, logisches Denken, räumliches Vorstellungsvermögen, all das wurde geprüft. Und ich kann dir sagen, dass ich wirklich stolz auf mich bin, dass ich in diesem Jahr zu den 8 Prozent der besten Testabsolventen gehört habe.

Jedenfalls hatte ich da einen Coach, der mich auf die Prüfung vorbereitet hat. Er gab mir den Tipp, währenddessen alle 15 Minuten einen kleinen Schluck Wasser zu trinken. Dadurch sind Gehirn und Körper hydriert, jedoch ist der Magen nicht voll und du musst nicht die ganze Zeit zur Toilette gehen. Und obwohl ich keine Studie gefunden habe, die diese Wirkung bestätigt, mache ich das noch heute.

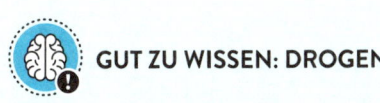 **GUT ZU WISSEN: DROGEN**

Im Englischen steht das Wort *drugs* sowohl für Medikamente als auch für Drogen. Das ist nicht ganz unrichtig, denn Medikamente sind ja häufig nichts anderes als Drogen. Aber können Drogen, insbesondere Aufputschmittel, einem wirklich Energie geben?

Schauen wir uns mal Speed als Beispiel an. Das ist ein Amphetamin, das sehr leicht die Blut-Hirn-Schranke überwindet und dann unseren Körper antreibt. Bis etwas in unser Hirn gelangt, muss es normalerweise ganz viele Filterungsprozesse durchmachen. Diese gibt es schon allein, wenn wir etwas essen. Nehmen wir zum Beispiel etwas zu uns, das giftig ist, gelangt es zunächst in unseren Magen, dann in unseren Darm. Dort wird es aufgenommen und ans Blut weitergeleitet. Die nächste Haltestelle ist die Leber. Mediziner reden hier vom *first pass effect*, er schwächt auch ganz viele Medikamente ab oder aktiviert diese erst. Ein Mechanismus, um das Hirn zu schützen, ist eben die Blut-Hirn-Schranke, und die überwindet Speed mit Leichtigkeit.

Wie aber wirkt Amphetamin? Wie ein Feuerwerk, denn es sorgt dafür, dass die Neurotransmitter Noradrenalin und Dopamin in einer sehr großen, unnatürlichen Menge ausgeschüttet werden. Dopamin ist das Hormon, das uns glücklich macht. Und Noradrenalin ist ein Botenstoff, der ebenso wie Cortisol bei Stress ausgeschüttet wird und dafür sorgt, dass das Herz schneller schlägt und wir in den *Fight-or-flight*-Modus kommen. Das Besondere ist also, dass durch Amphetamin sowohl Stress als auch Glücksgefühle erzeugt werden. Du kannst es dir ein bisschen vorstellen, wie wenn wir Achterbahn fahren oder tollen Sex haben. Wir sind also glücklicher und haben gleichzeitig mehr Energie.

Die erwähnten Stoffe sitzen im sogenannten synaptischen Spalt, an den Nervenzellen. Dort werden sie von einem Enzym abgebaut, der Monoaminooxidase. Das ist wichtig dafür, dass wir ein Gleichgewicht im Körper herstellen können. Amphetamine sorgen für eine unnatürliche Verlängerung und Steigerung dieses Effektes. Das heißt, die Reaktionsfähigkeit steigt, Körper und Geist können Höchstleistungen erbringen, die Entscheidungsfähigkeit nimmt zu, Herzschlag und Blutdruck sind erhöht, und Libido, Euphorie, Enthemmung sowie das subjektive Leistungsvermögen werden gesteigert.

Amphetamin gibt aber nur kurzfristig Energie – und wie für alle Drogen gilt: Es gibt einen starken Gewöhnungseffekt, sie können sehr gefährlich sein und sind auf Dauer nicht gesund!

KINDER, DIE ENERGIE-EXPERTEN

Neulich hat mich mein Bruder mit meinen zwei süßen Nichten besucht. Wow, was hatten die beiden Kleinkinder für eine unfassbare Energie! Nach nur zwei Stunden war ich vollkommen erledigt. Ich sehe sie noch vor mir, wie sie laut lachend und schreiend durch mein Haus gerast sind und keine Minute stillsitzen konnten.

Ich habe zwei ältere Geschwister und mittlerweile auch ein paar Freunde, die Kinder haben. Und da bemerke ich immer mehr, wie kräfte- und energiezehrend Kinder sein können. Eigene Kinder habe ich noch nicht, deshalb weiß ich nicht, was es bedeutet, 24/7 für ein kleines Lebewesen verantwortlich zu sein und gleichzeitig die Energie aufzubringen, es die ganze Zeit zu beschäftigen. Deshalb entschuldige ich mich schon einmal bei allen Eltern, falls ich etwas Falsches sage. Und an dieser Stelle außerdem: Respekt für eure tägliche Leistung!

Mein Eindruck ist: Für Erwachsene sind Kinder deshalb anstrengend, weil sie MEHR Energie haben als ihre Eltern, Großeltern, Erzieher und Lehrer. Kinder sind Energie-Wunderwerke, im Prinzip sind sie wie ein Perpetuum mobile. Das sind diese Geräte, die ewig in Bewegung bleiben, wenn sie einmal in Gang gesetzt wurden.

Ich frage mich: Warum haben Kinder mehr Energie als Erwachsene? Vielleicht, weil sie sorglos durchs Leben gehen? Könnte man meinen. Aber irgendwie greift das als Erklärung nicht, denn wenn ich an früher denke, dann sehe ich mich als Jungen, der auch Sorgen hatte. Zum Beispiel, dass mich im Kindergarten keiner mag oder dass ich Schwierigkeiten haben könnte, in der Schule Freunde zu finden. Kinder haben also nicht unbedingt ein sorgloses Leben. Allerdings haben sie insgesamt weniger Pflichten als Erwachsene – und wir alle wissen, wie sehr es Energie zieht, wenn wir Dinge tun müssen, auf die wir keine Lust haben. Kinder tun ja meistens den ganzen Tag lang konsequent das, was ihnen Spaß bereitet.

Doch auch der Körper der Kinder scheint hier eine Rolle zu spielen. Hierzu gibt es eine ziemlich beeindruckende Studie:[8] Man wollte herausfinden, ob (vorpubertäre) Jungen metabolisch mit gut trainierten erwachsenen Ausdauersportlern vergleichbar sind und ob sich das auch in ähnlichen Ermüdungsraten bei hochintensiver Belastung zeigt. Dafür hat man sich diese drei Gruppen angeschaut: Jungen von acht bis zwölf Jahren, untrainierte Männer von 19 bis 23 Jahren und Hochleistungssportler wie Langstreckenläufer, Radfahrer und Triathleten, die über sechsmal wöchentlich körperlich aktiv waren. Dafür hat man erst vorbereitende Tests und Messungen durchgeführt, bevor alle Teilnehmer den sogenannten Wingate-Test auf dem Fahrrad gemacht haben. Man hat die maximale anaerobe Leistung, die Ermüdungsrate (d. h. den durchschnittlichen Leistungsabfall), den durchschnittlichen Energiebeitrag aus der aeroben Leistung sowie die Erholungsraten der Blutlaktatkonzentration, der Herzfrequenz und der Sauerstoffaufnahme bestimmt. Das Ergebnis ist verblüffend: Zwischen den Hochleistungssportlern und den Kindern gab es in Sachen Energiegewinnung über Sauerstoff keinen Unterschied! Wenn man überlegt, dass ein Mann, der mehr als sechsmal die Woche auf einem hohen Leistungsniveau trainiert, ähnliche Werte hat wie ein Kind, ist das schon erstaunlich. Die untrainierten Erwachsenen wiesen eine signifikant niedrigere Energiegewinnung über Sauerstoff auf, etwa halb so viel wie die Kinder. Es wurde sogar herausgefunden, dass die Herzfrequenz (also wie schnell das Herz schlägt) bei den Kindern im Vergleich zu den trainierten Erwachsenen viel besser war. Die Studie zeigte auch, dass die Erholung der Muskulatur bei den Kindern ähnlich funktioniert wie bei den Hochleistungssportlern – vielleicht sogar ein bisschen besser.

Eventuell ist es so, dass Kinder einen größeren Anteil an sogenannten ermüdungsresistenten, langsam zuckenden Muskelfasern haben, also mehr Muskeln, die weniger schnell ermüden. Und auch die Sauerstoffabgabe und -aufnahme scheint besser eingestellt zu sein. Zumindest liefert diese Studie den Beweis, dass Kinder, was die körperliche Leistungs- und Erholungsfähigkeit angeht, mindestens genauso gut sind wie Leistungssportler.

Und jetzt komme ich noch mit einer eigenen Theorie um die Ecke: Kinder hören auf ihren Körper! Sie hören auf zu essen, wenn sie satt sind.

Während die Erwachsenen sie dazu nötigen wollen, den Teller aufzuessen. Kinder schlafen auch, wenn sie müde sind (meistens). Wo ich als kleiner Junge schon überall geschlafen habe, das kann ich gar nicht mehr aufzählen. An den verrücktesten Orten! Wenn mich meine Eltern zu Partys mitgenommen haben und ich schlafen wollte, dann habe ich mir einfach ein Plätzchen gesucht. Einmal sogar hinter einer Box auf dem 40. Geburtstag der besten Freundin meiner Mutter! Ein anderes Mal haben mich alle panisch gesucht, weil ich nicht aufzufinden war. Dabei lag ich nur auf meinem Sitzsack, den ich mir zu solchen Anlässen in weiser Voraussicht mitgenommen hatte, unterm Tisch. Und habe längst selig geschlummert. Als Jugendlicher habe ich einmal sogar Silvester verschlafen, obwohl ich mit meinen Freunden gemeinsam feiern wollte. Ich bin aber einfach zu früh eingeschlafen. Irgendwie auch frustrierend. Am nächsten Morgen bin ich als Erster aufgewacht und war ganz allein. Alle anderen hatten eine aufregende Nacht hinter sich und mussten auskatern.

Kinder hören auf ihren Körper, während wir den Tag zur Nacht machen. Und obwohl das manchmal Spaß macht, ist das ja nichts, was unser Körper mag. Er möchte sich nachts erholen. Deshalb sollten durchgemachte Nächte eher die Ausnahme sein. Jedenfalls, wenn du mit Energie durchs Leben gehen möchtest.

Es gibt noch einen Aspekt: Ich beobachte, dass Kinder den ganzen Tag spielen. Das ist etwas, was sie auch sehr von den Erwachsenen unterscheidet. Wann hast du das letzte Mal so richtig gespielt? Etwas gemacht, was dir Spaß macht? Wir Großen brechen nach der Arbeit schlimmstenfalls nur noch auf der Couch zusammen und gucken Fernsehen. Und: Kinder lernen viel und haben Freude dabei. Ernsthaft, beantworte dir mal die folgenden Fragen, nimm dir mindestens fünf Minuten pro Frage:

- Wann hast du das letzte Mal gespielt?
- Wann hast du das letzte Mal etwas gemacht, was dir Spaß macht?
- Was hast du als Letztes gelernt?
- Was wolltest du schon immer mal lernen?
- Was wolltest du schon immer mal spielen?

- Welche Tätigkeit könntest du den ganzen Tag über machen, ohne dass du müde wirst?
- Was kannst du von der Energie von Kindern für dich und dein Leben lernen?

Vielleicht hilft dir das dabei zu überlegen, wie du in Zukunft mehr Spaß und Energie in deinen Alltag integriert bekommst.

ENERGIE DURCH DEN FLOW-ZUSTAND

Vielleicht kennst du das, dass du manchmal in einer Tätigkeit aufgehst und das Gefühl hast, unheimlich viel Energie zu haben. Dieser Zustand wird als *Flow* (Englisch für »Fluss« oder »Fließen«) bezeichnet. Er ist eine Form von Bewusstseinszustand, bei dem wir Zeit und Raum vergessen. Einen Flow erlebt man dann, wenn man einer intrinsisch motivierten Tätigkeit nachgeht. Bei Motivation wird grundsätzlich unterschieden zwischen

- extrinsischer Motivation (ein anderer möchte, dass du etwas machst) und
- intrinsischer Motivation (du bestimmst, was du tust).

Ein Flow kann bei einer Tätigkeit entstehen, die nicht zu einfach, aber auch nicht zu schwer ist. Die uns also genau im richtigen Maße fordert. Wenn du beispielsweise auf dem Klavier ein Lied spielst, das schon ein bisschen schwirig für dich ist – aber nicht so sehr, dass du dich überforderst fühlst –, dann kannst du in einen Flow geraten. Du musst dich also konzentrieren, es ist aber keine verkrampfte Konzentration, bei der man sich zu sehr anstrengen muss. Die Konzentration ist von selbst da, und du blendest automatisch ganz viele Dinge um dich herum aus, nimmst also vieles gar nicht mehr richtig wahr. Gleichzeitig weißt du, dass du der Aufgabe gewachsen bist.

Es ist schwierig, das Flow-Gefühl wissenschaftlich zu untersuchen. Dennoch haben es ein paar Wissenschaftler geschafft und sich live die Aktivitäten des Gehirns angeschaut. Beispielsweise gibt es da eine Studie mit Studierenden, die Matheaufgaben lösen sollten.[9]

Die Forscher gaben ihnen
- einfache (zu langweilig!),
- mittelschwere (gut zu lösen) und
- schwere Aufgaben (Überlastung!).

Und dann hat man im MRT geguckt, was im Gehirn vor sich ging, während die Studierenden nachdachten und rechneten. Bei der mittelschweren Aufgabe nahmen die Studienleiter an, dass das zum Flow führen würde.

Jetzt schauen wir mal während eines Flow-Erlebnisses ins Gehirn rein: Bei den Teilnehmern, die sich dann tatsächlich im Flow befanden, gab es eine Aktivierung des linken anterioren Gyrus frontalis inferior (das ist die vordere Großhirnwindung). Das scheint ein Bereich des Gehirns zu sein, der für den Flow verantwortlich ist. Es gab aber auch eine Verminderung in der linken Amygdala, die ja für unsere Emotionen verantwortlich ist. Die werden hier also ausgeschaltet. Und der präfrontale Kortex, der mitunter für Planung verantwortlich ist, war fast deaktiviert.

Du kennst es doch auch, dass du dir die ganze Zeit Gedanken und Sorgen machst – und viel zu viel aus deiner Umgebung wahrnimmst. Im Flow ist es das genaue Gegenteil, du bist *in* deiner Tätigkeit. Dieser Zustand scheint sich einzustellen, wenn die Amygdala wenig aktiv ist, sodass der Sympathikus stärker aktiviert wird. Das bedeutet: Der Sympathikus macht schon ein bisschen Stress – du erinnerst dich an die *Fight-or-flight*-Situation –, aber ohne die Negativität der Amygdala.

Beim Flow-Zustand wird auch Cortisol ausgeschüttet. Jetzt wirst du vielleicht sagen: Cortisol ist doch ein Stresshormon. Aber wie du seit dem Stress-Kapitel weißt, ist das nicht unbedingt etwas Schlechtes. Stress wird nur dann schlecht, wenn wir ihn in einem Übermaß, lange und vor allem linear haben. Also lange auf der gleichen Ebene. Cortisol kann aber auch

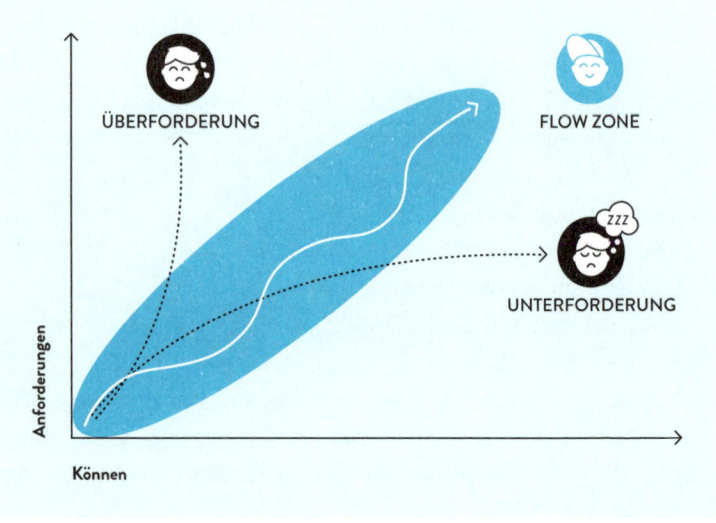

dazu führen, dass wir *mehr* leisten – und wir haben währenddessen nicht die Emotionen der Amygdala involviert.

Was passiert, wenn Leute zu schwere Aufgaben bewältigen müssen? Dann überschreitet das Cortisol eine Schwelle. Einen Flow erreichst du nur mit dem genau richtigen Schwierigkeitsgrad.

Häufig muss man sich ja erst einmal überwinden, bevor man eine Aufgabe angeht. Du musst etwas tun, um ins Lernen und dann in den Genuss des Flows zu kommen. Ich erlebe das zum Beispiel, während ich dieses Buch für dich schreibe. Eigentlich liebe ich es, auf dem Sofa zu liegen und Serien zu schauen. Zugegeben, dann muss ich mich manchmal überwinden, an die Recherche zu gehen, Studien rauszusuchen und zu schreiben. Aber wenn ich dann einmal drin bin, in der Tätigkeit abtauche, gibt es eigentlich nichts Besseres.

Auch wenn Energie etwas ist, das wir zunächst vielleicht gar nicht fassen können, weißt du nun, wie toll und einfach es sein kann, sich energievoll zu fühlen. Nutze die natürlichen Ressourcen, die sich in der Sonne, im Essen und Trinken befinden, und tu Dinge, die dich (im wahrsten Sinne) erfüllen und dir Freude bereiten. Das meiste davon kannst du wunderbar in deinen Alltag integrieren!

SPRECHSTUNDE
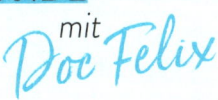 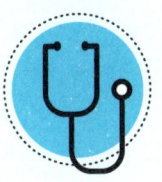

Wie bekomme ich ohne großen Aufwand schnell Energie?

Indem du zum Beispiel in den Wald gehst. Ja, es gibt tatsächlich Orte, die unsere Energietanks wieder auffüllen. Ich habe dir eine Studie herausgesucht, die herausfinden wollte, wie sich ein Waldspaziergang auf die Energie auswirkt.[10] Die Forscher haben Studierende für einen 50-minütigen Spaziergang in zwei Gruppen mal durch den Wald und mal durch die Stadt mit Verkehr, Lautstärke und vielen Menschen geschickt. Vor und nach dem Spaziergang haben sie jeweils einen Fragebogen zu ihrer Stimmung und einen Konzentrationstest gemacht. Herausgekommen ist, dass die Waldgruppe signifikant bessere Leistungen erbracht hat als vor ihrem Spaziergang: Sie konnte sich besser konzentrieren, hatte mehr Energie und eine bessere Stimmung. Nach den Stadtspaziergängen wurde die Stimmung sogar im Vergleich zu vorher schlechter.

Vielleicht brauchst du persönlich andere Orte, um mit Energie betankt zu werden. Diese Studie gilt meiner Meinung nach nicht für jeden Menschen, sondern höchstwahrscheinlich nur für Leute, die tatsächlich auch gerne im Wald sind. Lass dir also von keiner Studie sagen, dass du an einen bestimmten Ort gehen sollst, wenn du das selbst nicht fühlst. Die Studie hat aus meiner Sicht lediglich bewiesen, dass es tatsächlich Orte gibt, die diese energetische Wirkung auf uns Menschen haben. Kaugummi kauen wirkt ja auch nicht bei allen Menschen konzentrationsfördernd. Sondern nur bei denen, die gerne Kaugummi kauen. Teste doch einmal selbst, welche Orte für dich energiefördernd sind!

Woran kann ich erkennen, ob ich gerade eine energiearme Phase habe oder ein ernsthaftes Problem?

Es ist sehr schwierig, das alleine herauszufinden. Aber genau dafür gibt's ja Ärztinnen und Ärzte. Du wirst damit nicht alleingelassen! Wenn du dir diese Frage stellst, ist das ein Zeichen, dass du einmal zum Arzt gehen solltest. Im schlimmsten Fall bist du einmal umsonst hingegangen.

Schauen wir uns aber einmal die drei Hauptsymptome der Depression an: gedrückte Stimmung, Interessenverlust und Antriebslosigkeit. All das hat jeder von uns schon mal gehabt. Für die Diagnose »leichte depressive Episode« müssen zwei der drei Hauptsymptome und zwei Nebensymptome für mehr als 14 Tage vorliegen. Nebensymptome sind zum Beispiel ein vermindertes Selbstwertgefühl, verminderte Konzentration, eine Schlafstörung, Appetitlosigkeit und Zukunftsängste. Ich hatte Zeiten in meinem Leben, in denen das auf mich zugetroffen hat, und du vermutlich auch. Aber ich hatte trotzdem keine ernsthafte Depression (zum Glück). Die Diagnosestellung sollte aber wirklich nur durch Fachpersonal erfolgen. Daher meine Bitte: Wenn du Symptome bei dir bemerkst, dann gehst du zum Arzt, damit er checkt, dass es nichts Schlimmes ist. Parallel sorgst du selbst dafür, dass du durch die Tipps, die ich dir hier gegeben habe, möglichst viel Energie hast. So nimmst du die Symptome einer potenziellen Krankheit ernst und tust parallel viel, um sie nicht zu bekommen.

GLÜCKLICH DENKEN, GLÜCKLICH LEBEN

Hier kommt eine gute Nachricht: Jeder Mensch kann ein bisschen glücklicher sein. Dafür braucht man kein tolles Auto, keine Rolex und auch nicht dreihundert Freunde. Manchmal reichen auch ein paar gute Gedankenübungen – das ist wissenschaftlich erwiesen.

Zunächst einmal möchte ich dir aber sagen: Es ist vollkommen normal, ab und zu unzufrieden und nicht glücklich zu sein. Das gehört zum Menschsein einfach dazu – ich stehe auch manchmal morgens auf und bin schon vor dem ersten Glas Wasser genervt von allem. Und das ist auch absolut sinnvoll. Stell dir mal vor, unsere Vorfahren hätten den ganzen Tag im Gras gelegen, sich an der schönen Sonne erfreut und immerzu entspannt ihr Höhlenmenschen-Dasein genossen. Der Säbelzahntiger hätte leichtes Spiel mit ihnen gehabt. Eine solche Sorglosigkeit hätte der Menschheit womöglich ein ziemlich schnelles Ende bereitet. Viel wahrscheinlicher ist, dass wir von denen abstammen, die aufgepasst haben, die sich der Gefahren des Lebens bewusst waren und die sich Strategien überlegt haben, wie sie sich schützen können. Evolutionär sind wir also darauf gepolt, uns vorzustellen, was alles Negatives passieren kann, und den Fokus weniger auf das Positive zu legen. Und deshalb müssen wir akzeptieren, dass wir manchmal ein wenig unzufrieden sind und uns ausmalen, was alles Schlimmes passieren könnte.

Nicht an der Erwartung festzuhalten, permanent glücklich zu sein, ist für mich deshalb die Glücksübung Nummer eins. Denn für uns

Menschen war Unzufriedenheit ja auch immer ein Motor. Erst haben wir in kalten, feuchten Höhlen gelebt. Dann kam einer auf die Idee, ein Holzhaus zu bauen, daran hatte jemand anderes an irgendeinem Punkt wieder etwas auszusetzen und tüftelte weiter. Heute gibt es Rollläden, Fußbodenheizung, Spülmaschinen und Smartphones. Der Grund dafür ist, dass immer jemand unzufrieden mit dem Status quo gewesen ist und gesagt hat: Das mache ich noch besser! Wären wir also nicht dann und wann unzufrieden, würden wir noch mit Fellen bedeckt in der Höhle sitzen.

Trotzdem lohnt es sich natürlich, darüber nachzudenken, was uns glücklich macht und wie wir das häufiger erreichen können.

WAS MACHT GLÜCKLICHE MENSCHEN AUS?

Ich möchte dich dafür mit der Positiven Psychologie bekannt machen. Sie ist als Forschungsthema der Psychologie ein bedeutender Teil der Glücksforschung. Der US-amerikanische Psychologe Martin Seligman gilt als ihr Begründer. Er hat zu der Frage, wie sich extrem glückliche Menschen von extrem unglücklichen Menschen unterscheiden, sehr viel geforscht.

Das Ergebnis: Glückliche Menschen sind nicht religiöser. Sie haben auch nicht unbedingt eine bessere körperliche Verfassung und sehen auch nicht besser aus. Sie haben auch nicht weniger Schlechtes oder mehr Gutes in ihrem Leben erlebt.

Glückliche Menschen sind nach Seligmans Forschung aber eher gesellig, beispielsweise pflegen sie enge Freundschaften.[1] Das ist korrelativ: Es gibt also einen Zusammenhang zwischen Geselligsein (damit meine ich, gute Beziehungen zu führen) und Glücklichsein. Das heißt aber nicht, dass gesellig zu sein der alleinige Grund für Glück ist. Wenn ihr Studien lest, in denen so etwas steht wie »Süßstoff verursacht Krebs« (die These habe ich gerade erfunden!), dann sind das meistens Korrelationsstudien. Korrelation heißt lediglich, dass es einen Zusammenhang gibt. Das bedeutet aber nicht, dass das eine das andere zwangsläufig bedingt, also ursächlich dafür ist: Einen solchen Zusammenhang würde man als kausal bezeichnen.

Ein Beispiel: Basketballspieler sind meistens groß. Es gibt also eine Korrelation zwischen großen Menschen und Basketballspielern. Jetzt könnte jemand sagen: Ich bin klein gewachsen, ich möchte unbedingt Basketballspieler werden. Dann werde ich nämlich groß. Denn Basketballspielen macht die Menschen groß. Deshalb gibt es schließlich so viele große Basketballspieler!

Das ist natürlich eine falsche Annahme. Man kann keinen Rückschluss daraus ziehen – und nicht sagen, dass das jetzt tatsächlich der Grund ist. Es gibt zum Beispiel Studien, die sagen: Hundebesitzer sind gesünder. Das liegt aber nicht unbedingt am Hund, sondern vielleicht daran, dass deren Besitzer häufiger draußen sind und sich viel bewegen. Das könnten sie aber natürlich auch ohne Hund. Und wenn sich der Hund nur im Garten bewegt, wird außer dem Hund auch niemand gesünder.

Eine Harvard-Studie fand kürzlich, nach 85 (!) Jahren Forschung, heraus, welcher Faktor für ein glückliches Leben verantwortlich ist.[2] Die Forscher begleiteten 724 Männer aus den USA und mehr als 1300 ihrer weiblichen und männlichen Nachkommen über drei Generationen hinweg. Dabei zeigte sich, dass nicht Geld, Status, Macht oder die ganz große, lebenslange Liebe Glück ausmachen. Es sind gesunde Beziehungen zu anderen Menschen, die uns gesünder und glücklicher leben lassen. Die Studie konnte belegen, dass man im Alter geistig und körperlich gesünder ist, wenn man sich um gute Beziehungen kümmert.

Verbindliche Freundschaften sind also nicht bloß *nice to have*. Sie sind wesentlich für unsere Gesundheit.

Da wir das jetzt wissen, ist es an der Zeit, dass wir uns alle mal wieder bei alten Freunden und Freundinnen melden und sie auf ein Getränk ihrer Wahl einladen. Oder uns am besten zu einem Spaziergang verabreden. Investiere Zeit in die Beziehung zu Menschen, die dir wichtig sind. Tu es für deine Gesundheit und natürlich auch für deren.

Dass gesellige Menschen glücklich sind, könnte folgenden evolutionären Grund haben: Der Mensch ist ein Herdentier. Wenn er allein ist, ist er angreifbarer. Deshalb bauen wir schon von Geburt an Bindung (zum Beispiel zu Mutter und Vater) auf. Mit Blick auf die Biochemie wurde außerdem bewiesen, dass enge soziale Kontakte Auswirkungen auf den Oxytocinspiegel haben und so das Glücklichsein steigern. Und jetzt überleg mal selbst: Wann hast du das letzte Mal etwas gemacht, was eine große Bedeutung für dich hatte? Meistens sind das doch Momente, in denen man mit anderen Menschen zusammen ist.

Was glückliche Menschen ebenfalls auszeichnet, ist das Gefühl von persönlicher Kontrolle – auch über ganz alltägliche Dinge. Das heißt, sie fühlen sich weniger hilflos als andere. Wenn man beispielsweise einen Unfall hat, ist das immer erst mal ein Kontrollverlust. Glückliche Menschen neigen in so einem Fall aber eher dazu, sich darauf zu fokussieren, was sie selbst in die Hand nehmen können – also wie sie wieder die Kontrolle bekommen können. Außerdem sind sie meist zufriedener mit sich selbst, optimistischer und erfolgreicher als unglückliche Menschen.

Das Gute ist, dass du hier nachhelfen kannst – mithilfe deines Gehirns. Es findet nämlich immer eine Antwort. Wenn du dein Gehirn fragst, welcher dein letzter glücklicher Moment war, dann wird es darauf eine Antwort finden. Fragst du es hingegen: Ich bin so unglücklich, warum ist das so? Dann wird es auch darauf eine Antwort liefern. Du kannst dich auch »glücklich denken«, indem du dich auf das Glück fokussierst und oft bewusster darüber nachdenkst, was es alles Gutes in deinem Leben gibt.

Seligman hat noch weitere Aspekte des Glücklichseins untersucht und vertritt die Ansicht, dass es drei Arten von glücklichem Leben gibt:[3]

1. *The Pleasant Life:* Dabei geht es vor allem darum, im konkreten Moment möglichst viele gute Gefühle zu haben und das Leben zu genießen.
2. *The Good Life:* Dabei geht es darum, den Flow-Zustand zu erreichen (das kennst du schon aus dem Energie-Kapitel).
3. *The Meaningful Life:* Dabei geht es um Sinn und Bedeutung im Leben. Darum, etwas zu finden, das über die eigene Existenz hinausgeht und eine höhere Bedeutung hat.

Alle drei Glücksarten zusammen nennt Martin Seligman *The Full Life*. Man hat aber herausgefunden, dass das *Pleasant Life* – also einfach nur gute Momente zu haben – fast gar nicht in Zusammenhang mit der allgemeinen Lebenszufriedenheit steht. Dabei würde man doch eigentlich denken, dass es genau darum geht: immer eine gute Zeit haben, einen coolen Moment nach dem anderen erleben. *Good Life* und *Meaningful Life* haben hingegen sehr viel stärkere Auswirkungen auf unsere generelle Lebenszufriedenheit. Das Schönste ist natürlich, wenn du irgendwas Sinnhaftes machst oder wenn du etwas tust, wobei du voll im Flow bist – und trotzdem in deinem Leben noch viele gute Momente erlebst.

DOPAMIN UND SEROTONIN, DIE GLÜCKSHORMONE

Im Zusammenhang mit Glück fällt immer wieder das Wort Dopamin. Umgangssprachlich wird es als unser Glückshormon bezeichnet, es ist aber eher für das kurzzeitige Glück verantwortlich. Dopamin wird durch einen unerwarteten Reiz ausgeschüttet. Produziert wird es unter anderem in unserer Nebenniere.

Dopamin ist sehr wichtig für das Empfinden von Freude und Lust. Aber es spielt auch eine zentrale Rolle bei der Regulation von Bewegungen. Dopamin ist ein Katecholamin, das als Neurotransmitter, also biochemischer Botenstoff, Signale von einer Nervenzelle zur anderen überträgt. Es sorgt dafür, dass unsere Nervenzellen, also die Synapsen, miteinander kommunizieren können. Wenn ein elektrisches Signal (ein Reiz) am Ende der ersten Synapse ankommt, wird das Dopamin als Botenstoff im synaptischen Spalt freigesetzt – das ist der Raum zwischen den beiden Synapsen. Von dort geht es zur zweiten Synapse, um hier das Signal weiterzugeben.

Dopamin entsteht in bestimmten Neuronen, den dopaminergen Neuronen. Diese Neuronen kommen in vier dopaminergen Systemen vor, die sowohl für Bewegung als auch Motivation und das Belohnungssystem zuständig sind. Ein wichtiger Bestandteil vor allem für die Bewegung ist die Substantia nigra. Über Dopamin kann sie andere Orte im Gehirn ansteuern und so zum Start einer Bewegung führen, indem sie mit der restlichen Basalganglienschleife interagiert. Eine Fehlfunktion kann man vor allem bei der Krankheit Parkinson erkennen: Hier zittern die Betroffenen oft zu Beginn einer Bewegung, da die dopaminergen Neurone der Substantia nigra kaputtgehen und sie infolgedessen ihre »Starterfunktion« nicht mehr ausführen kann. *Nigra* bedeutet übrigens »schwarz«, denn sie ist dunkel gefärbt durch ihren Eisen- und Melaningehalt.

Die Synthese, also Bildung, von Dopamin passiert in mehreren Schritten durch verschiedene chemische Reaktionen: Aus der essenziellen Aminosäure Phenylalanin (die nehmen wir über die Nahrung auf) wird die Ausgangssubstanz Tyrosin für die Katecholamine. Mithilfe von Enzymen entsteht so Dopa, das dann über chemische Reaktionen zu Dopamin wird. Die Freisetzung von Dopamin passiert übrigens über die Aktivierung unseres Sympathikus.

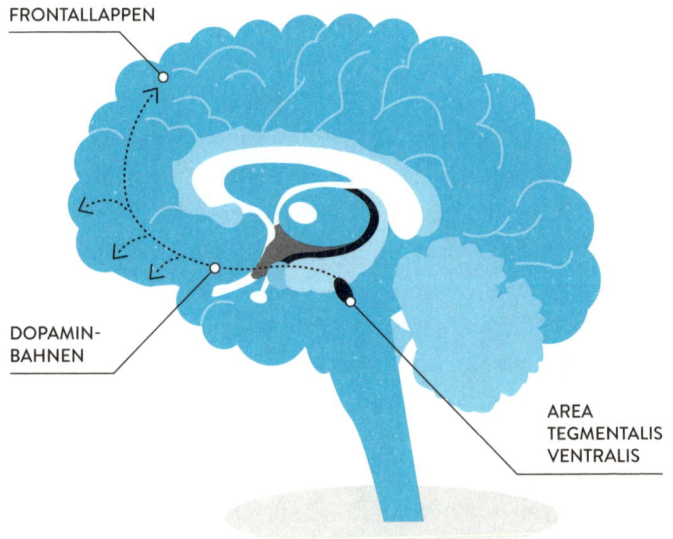

DAS MESOKORTIKALE SYSTEM

FRONTALLAPPEN

DOPAMIN-
BAHNEN

AREA
TEGMENTALIS
VENTRALIS

Im zentralen Nervensystem gibt es für das Dopamin wie bereits oben erwähnt bestimmte Verarbeitungspfade:

- das mesostriatale System (von der Substantia nigra zu den Basalganglien): Das ist wichtig für die Bewegungssteuerung.
- das mesolimbische System: (von der Area tegmentalis ventralis zum limbischen System): Das ist quasi unser Belohnungssystem.
- das mesokortikale System (von der Area tegmentalis ventralis zum Frontallappen): Das spielt vor allem bei unseren kognitiven Fähigkeiten und unserer Motivation eine zentrale Rolle.
- das tuberoinfundibuläre System (vom Nucleus arcuatus und periventrikulären Kernen des Hypothalamus zur Hirnanhangsdrüse): Hier wird dann Prolaktin gehemmt.

Neben Dopamin hast du in den vorigen Kapiteln auch schon von einem anderen Glückshormon gelesen: Serotonin. Dies ist ein Botenstoff, der vor allem in Zellen des Darms, aber auch im Gehirn vorkommt. Es übernimmt eine Schlüsselrolle bei vielen verschiedenen Prozessen in unserem Körper: Zum Beispiel fördert es unseren Wachzustand, hat Einfluss auf unser Schmerzempfinden, unsere Gedächtnisleistung, und es kann indirekt auf unser Essverhalten wirken (indem es im Zusammenspiel mit anderen Botenstoffen unseren Appetit hemmen kann). Dann hat es aber eben auch einen großen Einfluss auf unsere Stimmung: Liegt ein Serotoninmangel vor, fördert das unter anderem die Angst. Ein wichtiger Faktor für den Serotoninspiegel und die Verteilung des Serotonins ist zum Beispiel Sonnenlicht.

Wie können wir die Ausschüttung von Glückshormonen aber steigern, um glücklicher zu sein?

Der erste Schritt

Belohn dich jeden Tag, so oft du willst. Und zwar mit etwas, das gut für dich ist. Etwa mit gutem Essen oder indem du dich mit Freunden triffst – und nicht mit Alkohol oder Fastfood. So hast du jeden Tag eine kleine Extraportion Glück in deinem Leben.

Der zweite Schritt

Komm öfter in den Flow-Zustand. Denn der erhöht deinen Dopaminspiegel. Im Flow bist du dann, wenn du in einer Tätigkeit total aufgehst, wenn du also Zeit und Raum total vergisst und weder viel denkst noch fühlst, weil du komplett konzentriert auf deine Aufgabe bist.

Ich gebe dir mal ein Beispiel, wie das wirken kann, aus meinem Leben: Ich musste im Medizinstudium häufig sehr lange lernen. Das war extrem frustrierend für mich, weil es nie ein Ende gab – ich hätte immer noch mehr lernen können. Vor den beiden Staatsexamen war es am schlimmsten. In der Lernphase für das erste Staatsexamen habe ich dann angefangen, nebenbei ganz viel Kraftsport zu machen. Und während der Lernphase für das zweite Staatsexamen habe ich mit der Fotografie und Instagram begonnen. Sowohl Kraftsport als auch Fotos und Videos für Instagram zu machen half mir, in den Flow zu kommen. Und weil im Flow-Zustand Dopamin ausgeschüttet wird, war ich in diesen harten Zeiten auf einmal viel glücklicher – und auch motivierter weiterzulernen. Such dir neben der Arbeit, Schule, Ausbildung oder Studium ein zweites Projekt, durch das du in den Flow kommst.

Der dritte Schritt

Schließ Dinge ab. Wenn dein Hirn mit einer Aufgabe abschließen kann, wird Dopamin freigesetzt. Deshalb sind To-do-Listen eine ganz großartige Erfindung. Du notierst deine unerledigten Aufgaben und setzt jedes Mal ein Häkchen, wenn etwas geschafft ist. Und zack, schon schüttest du Dopamin aus und bist wieder ein bisschen glücklicher. Genial, oder?

Der vierte Schritt

Überrasch dich! Denn bei Überraschung wird Dopamin ausgeschüttet. Gib deinem Hirn neue Reize und Eindrücke, beweg dich aus deiner Komfortzone und beginn etwas Neues!

MACHT GELD GLÜCKLICH?

Es gibt eine Studie, die nachgewiesen hat, dass Geld bis zu einem gewissen Punkt glücklich macht.[4] Sie wurde von dem Psychologen Andrew T. Jebb und seinem Team an der Purdue University durchgeführt. In dieser groß angelegten Untersuchung sammelten sie Daten von 1,7 Millionen Menschen aus 164 Ländern. Dann analysierten die Forscher, bei welcher jährlichen Einkommenshöhe die Teilnehmer die höchste Lebenszufriedenheit und das höchste emotionale Wohlbefinden aufwiesen. Für die USA kam heraus, dass das ideale Einkommen für das emotionale Wohlbefinden bei einem Gehalt von 60 000 bis 75 000 Dollar brutto im Jahr liegt. Interessanterweise gab es ab dieser Einkommenshöhe keine weitere Zunahme von Zufriedenheit. Das heißt, von null bis 75 000 Dollar im Jahr steigt die Zufriedenheit quasi mit jedem Dollar. Natürlich nicht linear, aber sie steigt. Und ab 75 000 Dollar gibt es dann keine Zunahme der Zufriedenheit mehr.

Es gibt auch eine Studie, die untersucht hat, wie das in Deutschland aussieht:[5] Der ›Glücksatlas 2011‹ hat gezeigt, dass die Grenze hierzulande bei 5 000 Euro netto pro Monat erreicht ist. Ab dann wird man durch mehr Geld nicht glücklicher.

Die Wissenschaft zeigt also, dass Geld durchaus einen Einfluss auf unser Glück haben kann, aber nur bis zu einer gewissen Grenze. In den Studien wurden allerdings Korrelationen und keine Kausalzusammenhänge untersucht. Ich erkläre mir den Effekt von Geld auf das Glücksempfinden aber folgendermaßen: Geld brauchen wir, um uns eine gewisse Sicherheit zu bieten. Wenn ich Geldsorgen habe, dann habe ich zum Beispiel Angst, kein Dach mehr über dem Kopf zu haben. Aber nicht nur solche existenziellen Ängste, sondern auch schon die fehlende Möglichkeit, sich zum Beispiel in einem Urlaub zu erholen, können uns unglücklich machen. Ich brauche also Geld, um mir eine Grundsicherheit und gewisse Annehmlichkeiten im Leben zu verschaffen. Manchmal kann ich mit Geld einfach den Druck rausnehmen. Ich brauche aber keine Jacht oder eine Villa oder einen Porsche. Und natürlich wird mein Glück noch durch viele andere Faktoren bestimmt, wie soziale Kontakte oder Gesundheit. Geld kann mir also einige Sorgen nehmen und Möglichkeiten für mein Leben geben. Das kann mich bis zu einem gewissen Grad glücklich machen.

GLÜCK DURCH DANKBARKEIT

In Familien mit mehreren Geschwistern geht es ganz häufig darum, wer welche Aufgaben im Haushalt erledigen muss, beispielsweise die Spülmaschine ausräumen, oder wer wen wohin bringt. Anstatt dankbar dafür zu sein, dass ein anderer etwas für einen tut, denkt man aber oft: »Ja, aber ICH habe dafür ja auch den Müll weggebracht und das Paket angenommen!«

In meiner Familie war das zum Beispiel genauso. Ich habe, wie gesagt, noch zwei ältere Geschwister – die Dynamik ist da sehr interessant: Anstatt dass die Familienmitglieder einander dankbar sind, ist plötzlich keiner mehr dankbar. Jeder sieht nur, was er selbst geleistet hat. Und so denkt man komplett negativ.

Man könnte es einfach umdrehen und sagen: »Danke, dass du das gemacht hast.« Der andere sagt das dann vielleicht auch, und schon ist die Stimmung untereinander wieder positiver. Alle Geschwisterkinder, die das hier lesen, können bestimmt gut verstehen, was ich meine.

Worauf ich aber hinauswill: Dankbarkeit ist ein Weg zum Glücklichsein! Das klingt jetzt wie ein Kalenderspruch, ist aber wissenschaftlich erwiesen. Bei einer Studie nahmen 192 Studenten teil, es gab drei Gruppen.[6] Über einen Zeitraum von zehn Wochen sollten sie einmal in der Woche etwas aufschreiben – und zwar jeweils bis zu vier Dinge. Gruppe 1 sollte aufschreiben: Wofür bist du diese Woche dankbar gewesen? Gruppe 2 sollte aufschreiben: Worüber hast du dich diese Woche geärgert? Gruppe 3 (die Kontrollgruppe) sollte einfach irgendein Ereignis aufschreiben, das in dieser Woche passiert war. Dabei kam heraus, dass die Gruppe »Dankbarkeit« nach den zehn Wochen Dankbarkeitsübung weniger psychische Beschwerden aufwies als die anderen Gruppen. Sie zeigte einen erhöhten Optimismus und erhöhtes allgemeines Wohlbefinden sowie eine erhöhte sportliche Aktivität.

Dankbarkeit ist ein vollkommen gutes und ehrliches Gefühl. Stell dir mal vor, du bist jemandem wirklich von Herzen dankbar. Dann bist du nicht neidisch oder missgünstig, dafür ist gar kein Platz. Du empfindest einfach nur Dankbarkeit. Sie ist wirklich ein kleines Gefühl mit großer Wirkung. Du wirst nämlich nicht nur im Nachhinein deinen Fokus verändern, sondern auch im Alltag auf Dinge schneller aufmerksam, für die du im Hier und Jetzt dankbar bist. Ich habe dir daher zum Abschluss noch ein paar Dankbarkeits- und Glücksübungen aufgelistet, mit denen du dich und deine Umgebung unmittelbar glücklicher machen wirst.

Übung #1: Sag häufiger Danke!

Wir glauben häufig, dass wir gegen unsere ganzen Gefühle nichts machen können, keinen Einfluss darauf haben, wie wir uns fühlen und was wir fühlen. Dass wir die Emotionen – gerade die negativen – fühlen und hoffen müssen, dass sie sich schnell wieder vom Acker machen. Die oben beschriebene Studie hat aber gezeigt, dass Dankbarkeit erlernbar ist. Tatsächlich sage ich auch sehr häufig ganz bewusst »Danke schön«, ob beim Bäcker oder beim Obsthändler, das ist ein tolles Gefühl. Vor allem: Du schenkst deinem Gegenüber etwas (deine Dankbarkeit!), und es kostet noch nicht einmal etwas. Und was ich verrückt finde: Es überrascht die meisten Leute sogar. Deshalb ist es eine sehr gute Glücksübung, anderen Menschen im Alltag häufiger Danke zu sagen.

Ich habe in der Coronapandemie zum Beispiel der Kassiererin im Aldi gedankt. Sie hat sich acht Stunden am Tag hingesetzt und ihre Gesundheit riskiert (zu einem Zeitpunkt, an dem wir noch nicht wussten, wie gefährlich die Krankheit ist), damit wir weiter Lebensmittel einkaufen können. Und sie war sehr überrascht, denn ich war wohl der Erste, der ihr das gesagt hatte.

Wir nehmen häufig alles als viel zu selbstverständlich wahr. Dabei ist es eben nicht selbstverständlich, dass wir Strom haben, fließendes Wasser, volle Regale im Supermarkt und dass wir nicht frieren müssen. Sobald eine Sache davon fehlt, leiden wir und fokussieren uns nur noch auf diesen Mangel. Nicht nur, dass ich es ethisch fragwürdig finde, so zu denken, es macht uns auch unglücklich. Stell dir mal vor, du beginnst deinen Tag und bist dankbar, dass du die Augen aufmachen darfst (2800 Menschen sterben jeden Tag in Deutschland), dass dir warm ist, dass der Kühlschrank voll ist, dass du gesund bist und dass du das machen darfst, was du heute machen wirst.

Übung #2: Schreib einen Dankesbrief

Aber auch die Menschen in deinem Leben, die dir wichtig und nah sind, haben häufiger ein »Danke« verdient. Daher ist die zweite Dankbarkeitsübung für dich: Schließ deine Augen und ruf dir das Gesicht einer Person in Erinnerung, die vor Jahren einmal etwas getan oder gesagt hat, was dein Leben zum Besseren verändert hat. Es sollte eine Person sein, der du noch nie wirklich dafür gedankt hast. Es sollte auch möglich sein, diesen Menschen zu besuchen. Er oder sie sollte also noch am Leben sein und möglichst nicht am anderen Ende der Welt wohnen. Wenn du diese Person in deiner Erinnerung gefunden hast, schreib ihr einen Dankesbrief. Er sollte etwa eine Seite lang sein und möglichst konkret schildern, wofür du ihr dankbar bist. Dann rufst du die Person an und bittest um ein Treffen – sagst aber nicht, worum es geht. Ihr trefft euch – und du liest ihm oder ihr deinen Brief vor.

Ich verspreche als Arzt so gut wie nie etwas, denn dann könnte man mich verklagen – Stichwort »Heilungsversprechen«. Aber jetzt verspreche ich dir, dass du sofort glücklicher durchs Leben gehst, wenn du dankbar bist und dich nicht über die Maßen aufregst, weil Netflix zum Beispiel seine Gebühren erhöht.

Übung #3: Frag dich, was gut gelaufen ist

Setz dich am Ende eines Tages hin und frag dich: Was ist heute eigentlich gut gewesen? Und jetzt kommt noch was Entscheidendes: WARUM war das so?

Bei mir ist es zum Beispiel häufig das Training, das gut gelaufen ist. Und WARUM war das so? Weil mein bester Freund mit mir trainiert hat. Oder: Eine Kollegin hat mir aus der Mittagspause ein Eis mitgebracht. WARUM hat sie das gemacht? Weil sie mich mag und aufmerksam ist. Diese Übung ist wunderbar, sie macht sehr dankbar – und daraufhin glücklich.

Übung #4: Tu unerwartet Freundliches

Diese Übung besteht darin, dir etwas einfallen zu lassen, was vollkommen unerwartet und total freundlich ist – und es dann durchzuziehen. In seinem Buch ›Flourish‹ beschreibt Martin Seligman eine Szene, die er tatsächlich so erlebt hat: Er war bei der Post, das Porto wurde mal wieder erhöht. Eine lange Schlange hatte sich gebildet, alle brauchten neue Briefmarken. Die Menschen in der Schlange waren gestresst und genervt. Als Seligman an der Kasse war, hat er einfach ganz viele Briefmarken gekauft und sie dann an die Wartenden verteilt. Nach zwei Minuten war die lange Schlange aufgelöst. Er hat schätzungsweise 10 Dollar ausgegeben und damit einen ganzen Haufen Menschen glücklich gemacht. Einfach ein Ehrenmann, dieser Seligman, oder?

Es gibt so viele gute Übungen, die du machen kannst, wenn du mehr Glück verspüren möchtest, und deren Wirkung auch wissenschaftlich bewiesen ist. Ich fasse dir noch einmal alle aus diesem Kapitel zusammen:

1. Belohn dich jeden Tag ein- bis zweimal.
2. Begib dich in den Flow-Zustand.
3. Bring Dinge zum Abschluss.
4. Sag im Alltag öfter Danke.
5. Bedank dich bei Menschen, die dein Leben zum Positiven verbessert haben.
6. Frag dich am Ende eines Tages, was gut gelaufen ist und warum das so war.
7. Bereite anderen Menschen eine Freude.

Ich denke, jeder von uns hat das Ziel in seinem Leben, glücklich zu sein. Dies sollte aber kein »Endziel« sein, sondern ein Prozess, der dich täglich begleitet. Oft können wir mit kleinen Dingen des Alltags schon einen großen Beitrag für das eigene Glück und das der anderen leisten. Manchmal reicht auch schon nur ein einziges Wort: Danke!

Auch ich möchte dir Danke sagen, dass du meinem Buch deine Zeit geschenkt hast. Ich hoffe sehr, dass ich dich dazu inspirieren konnte, ein paar Weichen für ein entspanntes, gesünderes und glücklicheres Leben zu stellen. Im folgenden, abschließenden Kapitel habe ich die Essenz aus allem noch einmal zusammengefasst. Orientier dich daran, so oft es geht, und vor allem: Feel good!

SPRECHSTUNDE

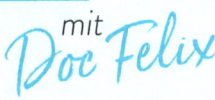 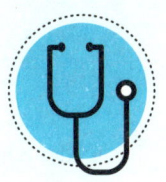

Wie kann ich schnell wieder glücklich werden, wenn mir etwas Ärgerliches passiert ist?

Im Alltag fokussieren wir uns allzu leicht auf das, was nicht glattgelaufen ist. Obwohl wir häufig gar nicht wissen, ob etwas wirklich schiefgelaufen ist. Denn das können wir ja oft erst in der Zukunft richtig bewerten. Das Leben ergibt häufig erst in der Rückschau mehr Sinn.

Ich würde dir raten, deinen negativen Fokus abzutrainieren. Wenn du also etwas Ärgerliches erlebt hast, dann lenk den Fokus bewusst darauf, dass es viel schlimmer hätte ausgehen können. Frag dich in der Situation: Was ist hier jetzt gut oder positiv gelaufen? In der Psychologie nennt sich das Reframing. Du versuchst also, eine Situation für dich umzudeuten.

Ein Beispiel: Die Eltern regen sich auf, weil die Kinder Krümel auf dem Teppich verteilt haben. Sie fühlen sich nicht ernst genommen, weil die Kinder die Regel nicht befolgen, nur am Tisch zu essen. Aber wofür sind die Krümel denn noch ein Zeichen? Dafür, dass Leben im Haus ist! Die Kinder lieben das Essen und fühlen sich wohl. So funktioniert Reframing.

Diese Technik anzuwenden kann im Alltag wirklich helfen. Natürlich gibt es aber Ereignisse und Schicksalsschläge, die verhindern, dass wir schnell wieder glücklich werden. In solchen Fällen sollten wir uns unbedingt Zeit geben – negative Gefühle sind notwendige Bestandteile unseres psychologischen Heilungsprozesses. Sollte psychotherapeutische Unterstützung nötig sein, sollten wir diese auch suchen und annehmen.

Wie kann ich anderen dabei helfen, glücklicher zu werden?

Ironischerweise macht es uns selbst am glücklichsten, andere Menschen glücklich zu machen. Das hat sogar die Wissenschaft mit folgender simpler Studie bewiesen:[7] Man hat Menschen 5 bis 20 Dollar gegeben und sie in zwei Gruppen eingeteilt: Die Menschen in Gruppe A sollten sich selbst etwas kaufen, während die aus Gruppe B anderen etwas kaufen sollten.

Am Abend wurden alle Menschen angerufen und gefragt, wie es ihnen geht. Spannend: Die Menschen aus Gruppe B waren deutlich glücklicher als die Menschen in Gruppe A.

Mit deiner Frage hast du also schon die Weichen so gestellt, dass du glücklich wirst. Wenn du anderen beibringen kannst, dass sie sich dieselbe Frage stellen, werden auch sie glücklich.

Wie kann ich selbst mit meinem Glück umgehen, wenn Menschen in meinem Umfeld gerade unglücklich sind?

Ich versuche, mich vor der sogenannten emotionalen Ansteckung zu schützen. Das ist häufig nicht leicht, weil wir empathische Wesen sind und unsere Spiegelneuronen gern aktiv werden. Wir übernehmen also automatisch die Emotionen unserer Mitmenschen. Natürlich darf ich mit anderen mitfühlen, das ist wichtig – gerade auch für soziale Bindungen. Aber es ist eben auch entscheidend für mein eigenes Wohlbefinden, dass ich meine Glückspraktiken ernst nehme, mich aus Situationen wieder herausnehmen kann und lösungsorientiert anstatt problemorientiert an Themen herangehe.

DER FEEL-GOOD-GUIDE: ZWÖLF PUNKTE FÜR EIN GUTES LEBEN

1. Leb JETZT gesund

Wir haben (gerade im jungen Alter) oft keine Lust, uns mit der eigenen Gesundheit zu beschäftigen, nur damit es uns irgendwann in ferner Zukunft dann mal besser geht. Wir glauben, dass wir noch wahnsinnig viel Zeit haben, bis wir mit einer gesunden Lebensweise anfangen müssen – jüngere Körper verzeihen einem ja auch viel. Die Wahrheit ist: Wenn du dich HEUTE gesund ernährst, wenn du HEUTE zum Sport gehst, dann tust du das nicht nur für später, sondern auch schon für dein HEUTIGES ICH. Du tust das, damit es dir JETZT besser geht. Natürlich auch dafür, dass du im Alter fit bist und generell ein gutes, langes Leben führst. In erster Linie ist es aber für HEUTE. Weil dich dein Körper und deine Psyche unmittelbar dafür belohnen, wenn du dich für sie einsetzt.

Mit gesunder Ernährung und Sport wirst du (nachweislich!) glücklicher und zufriedener sein. Du wirst ab Tag eins ein schöneres Leben führen. Das ist ja das Großartige, dass sich dieser Effekt sofort einstellt. Du musst also gar nicht warten, bis dein Körper in Form von Schmerzen oder Krankheiten um Hilfe bittet. Lebe JETZT gesund.

2. Finde einen Anfang

Nach allem, was ich als Arzt – und auch in der Recherche für dieses Buch – gelernt habe, zeigt sich eines immer wieder: Alles ist miteinander verbunden. Unsere mentale Gesundheit mit unserer körperlichen. Unsere Ernährung mit unserer Bewegung. Alles beeinflusst sich gegenseitig – positiv wie negativ. Wenn wir das einmal erkannt haben, können wir dieses Wissen entsprechend nutzen, indem wir darauf einwirken und unser Leben auf diese Weise gesünder gestalten, etwa mit Sport, einer gesunden Ernährung, Erholungsphasen, genügend Schlaf oder dem Verbringen von Zeit im Tageslicht – das sind nur ein paar Beispiele aus meiner Liste der gesundheitsfördernden Verhaltensweisen, die du im Anschluss an diese Punkte findest und die dir als Inspiration dienen kann. Ich hoffe, du suchst dir die wichtigsten Aspekte raus und FÄNGST EINFACH MAL AN, eine Sache anzuwenden. Vielleicht sind es die Wechselduschen, vielleicht sind es Spaziergänge. Vielleicht überlegst du dir, mehr Ballaststoffe zu essen. Vielleicht ist es nicht nur eine Verhaltensweise, sondern du probierst gleich eine Kombination aus mehreren aus.

Aber auch wenn du mit nur einer kleinen Sache beginnst, kann das dazu führen, dass automatisch andere folgen. Beispielsweise kann es passieren, dass du in der Sauna deinen Körper besser spürst. Das führt dann möglicherweise zu dem Impuls, dass du dich besser ernähren möchtest. Wenn du merkst, wie gut du dich damit fühlst, reizt dich ja vielleicht auf einmal auch der Sport. So gelangst du in die sogenannte Engelsspirale, das Gegenteil vom Teufelskreis.

Unser Körper ist ein unfassbar spannendes System. Gerade unser Immunsystem ist wissenschaftlich noch gar nicht endgültig erforscht. Klar ist aber: Eine entsprechende Lebensweise trägt dazu bei, dass wir lange gesund und leistungsfähig sind. Wir müssen nur den Anfang finden.

3. Finde eine Ernährungsweise, die dich befriedigt

Jede kurz angelegte Veränderung deiner Ernährungsweise wird auch nur kurzfristig etwas ausrichten können. Deshalb sind Diäten Quatsch. Bei der Ernährung geht es darum, dich selbst zu hinterfragen: Wie möchte ich leben? Wie viel Disziplin kann ich aufbringen? Wie kann ich Essen in meinen Alltag integrieren? Was bedeutet Essen überhaupt für mich – nur Nahrungsaufnahme, oder gibt es da auch einen großen emotionalen Anteil? Es geht darum, ein gesundes Essverhalten zu entwickeln, mit dem du langfristig körperlich und emotional gut klarkommst. Du sollst dir nicht alles verbieten – das frustriert auf Dauer nur. Frag dich daher, wie du es für die nächsten dreißig Jahre schaffen kannst, eine Ernährungsweise zu finden, die dich physisch und psychisch befriedigt, die aber gleichzeitig gesund ist. Es hilft, wenn du für dich selbst Regeln aufstellst wie etwa: Jeden Tag fünf Portionen Obst und Gemüse essen. Dazu noch eine Ergänzung: Die Ernährungsformen, Diätangebote und Trends werden heute immer außergewöhnlicher und vielfältiger. Die Erfinder dieser Methoden wollen dir sagen, dass du bisher alles falsch gemacht hast und jetzt unbedingt diese eine neue Sache versuchen solltest. Meistens ist das aber alles Quatsch und Geldmacherei. Eines jedoch wird sich niemals ändern: Obst und Gemüse sind gesund. Und total lecker.

4. Hol dir die Kontrolle zurück

Wenn wir das Wort Disziplin oder Impulskontrolle hören, assoziieren wir damit nicht Spaß, Unbeschwertheit oder Lebenslust. Häufig haben wir dabei das Gefühl, dass wir etwas tun müssen, was wir eigentlich nicht wollen, oder wir wollen etwas, was uns verboten wird. Es wird uns ein externes Ziel vorgegeben, wofür wir Disziplin brauchen, weil wir es sonst nicht durchhalten.

Ich möchte dich aber zu einer anderen Sicht darauf inspirieren: Wir haben oft Impulse, die uns zu ungesunden Verhaltensweisen verleiten. Das Stück Kuchen zum Kaffee, das Bier auf der Party und so weiter.

Kurzfristig befriedigen sie uns und bringen uns Freude. Wenn wir diesen Impulsen aber *immer* nachgeben, bewirken sie *langfristig* genau das Gegenteil: Wir werden ungesund und unglücklich. Es lohnt sich also, vorausschauend zu denken und mithilfe von Disziplin diesen Impulsen zu widerstehen. Und das macht tatsächlich Spaß: Denn du wirst stolz auf dich sein, dass du dir die Kontrolle zurückgeholt hast und selbstwirksamer geworden bist. Dann schmecken das Bier oder das Stück Kuchen auch umso besser, wenn du ab und zu mal deinen Impuls zulässt. Du siehst: Ich will dir nicht sagen, dass Askese der Weg zum Glück ist. Wenn du aber in Zukunft auf deinen Körper hörst, dann reflektiere immer dabei, ob es sich um einen Impuls handelt, der dich zu einer langfristig ungesunden Lebensweise führt. Wenn dies so ist, solltest du ihm (zumindest in den meisten Fällen) widerstehen.

5. Beweg dich – mit System

Bewegung ist mit das Wichtigste für deine körperliche und mentale Gesundheit. Wahrscheinlich kommt sie – wie bei so vielen – in deinem Job aber zu kurz. Wenn du Bewegung außerdem auch nicht magst, so wie ich mein ganzes Leben lang, dann brauchst du ein System, in dem du dich zwangsläufig bewegst und das du nicht jedes Mal infrage stellst. Du könntest ab jetzt mit dem Fahrrad zur Arbeit fahren. Du könntest zum Telefonieren mit deiner besten Freundin Schuhe und Jacke anziehen und währenddessen spazieren gehen. Du könntest bei Verabredungen mit Freundinnen und Freunden eine Runde mit ihnen drehen, anstatt im Café zu sitzen.

Plus: Mach konsequent jeden zweiten Tag Sport. Wir müssen wirklich ins Schwitzen kommen und uns anstrengen – das braucht unser Körper! Wie du das am besten schaffst? Such dir einen Sport, der dir Spaß macht.

6. Schlaf gut

Schlaf ist ein wesentlicher Aspekt unserer Gesundheit, den wir viel zu oft als selbstverständlich hinnehmen. Nimm deinen Schlaf ernst, er ist ein wichtiger Baustein deiner Gesundheit. Der meiner Meinung nach wichtigste Gamechanger unserer Zeit: Nicht mit dem Smartphone ins Bett gehen. Bei mir hat es konsequent Schlafzimmer-Verbot. Wenn du es zum pünktlichen Aufstehen brauchst, dann kauf dir einen Wecker.

7. Hab Sex

Es gibt eigentlich nichts, was so gesund ist und gleichzeitig so viel Spaß macht wie Sexualität. Es gibt so viele verschiedene Möglichkeiten, wie du sie erleben kannst – ob mit Partner, mit mehreren Leuten oder ganz für dich allein, das ist ganz egal. Wichtig ist nur, dass du sie regelmäßig lebst. Dein Körper liebt Sex – und belohnt dich mit vielen Glückshormonen dafür.

8. Such den Widerstand

Dein Gehirn braucht neue Inhalte, du musst also unbedingt immer etwas Neues (kennen-)lernen. Sei es eine Sprache, ein Instrument oder ein neuer Ort. Das fördert dein Gehirn, neue Neuronen verknüpfen sich. Und noch viel wichtiger: Indem du Neues lernst, schrumpft dein Gehirn nicht. Genauso funktioniert dein Körper. Er braucht immer wieder den Widerstand, den du ihm durch Sport geben kannst. So sind Knorpel, Knochen und Muskulatur dazu gezwungen, sich neuen Herausforderungen anzupassen. Dadurch werden sie besser. Wir wachsen am Widerstand.

9. Genieß die Komfortzone

Immer nur Reize setzen, immer nur Training und Neues lernen und Widerstand sind aber auch keine Lösung. Das führt langfristig zum Abbau und nicht zum Aufbau. Körper und Gehirn brauchen Pausen, denn in der Regenerationsphase bauen sie Proteine auf, Neuronen verknüpfen sich, Knorpel wird hergestellt. Deshalb genieß auch bewusst deine Komfortzone – deiner Gesundheit zuliebe. Es heißt ja nicht umsonst *Komfort*zone. Mach es dir komfortabel!

10. Erhöhe deine Standards

Dieser Punkt hat viel mit Selbstvertrauen und Selbstliebe zu tun. Du musst dir einen Standard setzen, der dich daran erinnert, wie wertvoll du bist. Alles, was darunter ist, ist ab jetzt inakzeptabel. Für mich ist das zum Beispiel: die Tankstellenbockwurst. Nase putzen mit einer rauen Küchenrolle oder mit Klopapier. Billige Kiwis kaufen, die sauer schmecken. Mich mit Menschen treffen, die mich nicht wertschätzen.

All das ist ab jetzt inakzeptabel für mich. Früher hätte ich mich weiterhin mit solchen Leuten verabredet, um sie davon zu überzeugen, dass ich ein guter Typ bin. Heute nehme ich davon Abstand – und gebe mehr Geld für gutes Obst und richtige Taschentücher aus. Diese Haltung kannst du auf jede Lebenslage übertragen. Behandle dich genauso, wie du einen Gast, deine Kinder oder deinen geliebten Hund behandeln würdest. Tu so, als wärst du ein Star – und erhöhe ab jetzt deine Standards.

11. Sag Nein

Viele Menschen sind in ihrem Job nicht glücklich, sie haben innerlich schon gekündigt. Trotzdem verbringen sie täglich acht Stunden mit dieser Tätigkeit. Und schaffen es nicht, 20 Minuten lang Sport zu treiben. Dabei sollte unsere Gesundheit immer die oberste Priorität haben. Das wird uns leider immer erst dann klar, wenn wir nicht mehr gesund sind. Dabei ist Gesundheit die Lösung für so vieles. Du performst zum Beispiel auch automatisch besser im Job, wenn du gesund bist. Deshalb lern, Prioritäten zu setzen. Für deine psychische und physische Gesundheit. Genügend Schlaf hat für mich beispielsweise immer Vorfahrt, genauso der Sport. Vielleicht muss man dann auch mal lernen Nein zu sagen, wenn der Vorgesetzte mit einer Extraaufgabe um die Ecke kommt. *First things first*. Und das solltest immer du selbst sein. Pass also auf dich auf, als wärst du der wichtigste Mensch in deinem Leben. Denn genau das bist du ja! Setz so auch deine Prioritäten. Du musst dich zum Beispiel nicht ständig mit Leuten treffen, die dir nicht guttun. Wenn du lernst Nein zu sagen, hast du mehr Ressourcen für die wirklich wichtigen Dinge, die langfristig auf dein Ziel einzahlen: gesund und glücklich zu sein.

12. Das Leben ist FÜR dich!

Ich bin der tiefen Überzeugung: Das Leben meint es gut mit uns, es ist *für* uns. Wir müssen nur unseren Blick öffnen, um das öfter zu erkennen. Ich habe dir in diesem Buch schon erklärt, dass die Bewertung von Situationen einen großen Einfluss darauf hat, ob wir gestresst oder (un-)glücklich sind. Jetzt kannst du vielleicht denken, dass dir diese Haltung einen gewissen Druck auferlegt, nämlich dass du »schuld« bist, wenn du gestresst oder unglücklich bist. Genau so ist es aber nicht! Ich möchte dich vielmehr damit darin bestärken, selbstwirksam zu sein! Du hast die Macht, du hast die Freiheit, dich dafür zu entscheiden, ob dich etwas stresst oder nicht, ob dich etwas glücklich macht oder nicht. Dabei möchte ich aber eine Sache noch differenzierter darstellen: Mir ist durchaus bewusst, dass es Situationen (wie zum Beispiel Schicksalsschläge) im Leben gibt, die schlichtweg negativ sind. Es geht mir nicht darum, diese schönzureden! Hier ist mitunter viel Zeit nötig, um im Nachhinein zu sehen, dass auch sie am Ende für dich etwas Positives mit sich bringen können.

Nun besteht unser Leben aber zum allergrößten Teil aus dem Alltag, der unser Lebensglück bestimmt. Und diesen Alltag hast DU in der Hand!

Du hast eine unglaubliche Macht, allein durch dein Mindset deine Stimmung zu heben, glücklicher und damit gesünder zu werden. Ich möchte dir dazu ein Beispiel aus meinem Alltag geben. Ich stand neulich im Stau und habe mich zunächst geärgert, dass ich später als erwartet nach Hause kommen werde. Auf dem Weg sah ich dann aber einen Blitzer, der mir auf jeden Fall ein nettes Foto beschert hätte. Ich dachte mir: Gott sei Dank gab es den Stau! Anschließend habe ich mir meine Lieblings-Disney-Songs angemacht und laut im Auto mitgesungen.

Auch wenn es vielleicht zunächst banal klingen mag, probier doch einfach mal aus, das sprichwörtlich Beste aus der Situation zu machen, indem du dir die positiven Aspekte bewusst machst und deinen Geist auf sie lenkst. Wenn es draußen regnet, dann kannst du schlichtweg nichts daran ändern. Du kannst dich nur entscheiden, dich entweder darüber zu ärgern oder dich auf dein Sofa zu kuscheln und eine Kerze anzuzünden.

GESUNDHEITS-
FÖRDERNDE
VERHALTENSWEISEN

... FÜR DEINEN KÖRPER

- Ausreichend Bewegung und Sport in den Alltag integrieren: alle zwei Tage mindestens 20 Minuten ins Schwitzen kommen
- Dehnen
- Bewusst atmen
- Saunieren und Wechselduschen durchführen
- Spazieren gehen
- Zur Massage gehen
- Kuscheln (auch mit Hund oder Katze)
- Sex (wenn möglich) oder Masturbation
- Auf Schlafhygiene und ausreichend Schlaf achten
- Achtsam gegenüber dem eigenen Körper sein
- Zu Vorsorgeuntersuchungen gehen

... FÜR DEINE ERNÄHRUNG

- Gesund essen
- Obst, Gemüse und Kräuter im Garten oder auf dem Balkon anbauen
- Mahlzeiten im Voraus planen, gesunde Snacks unterwegs dabeihaben
- Mangel- oder Fehlernährung vermeiden
- Alkohol und Süßigkeiten verantwortungsvoll konsumieren
- In regelmäßigen Zeitabständen fasten (zum Beispiel ein- bis zweimal im Jahr)
- Ausreichend Wasser trinken
- Für sich selbst kochen, für andere kochen und sich bekochen lassen

... FÜR DEINE PSYCHE

- Selbstwirksamkeit aufbauen
- Stressbewältigung erlernen bzw. verbessern
- Bewusste Entspannung in den Alltag integrieren
- Pausen einplanen und ernst nehmen
- Musik hören oder selbst machen
- Einen Sinn im Leben finden: Glaube, Spiritualität, Erfüllung in sozialen Beziehungen, durch ein Hobby oder im Beruf
- So viel Verantwortung wie möglich für das eigene Leben übernehmen
- Meditieren
- Lernen, sich Ängsten zu stellen
- Zeit mit Freunden verbringen
- Keine Zeit mit Menschen verbringen, die Energie rauben
- Allein Zeit verbringen, wenn das Kraft gibt
- Dankbarkeits- und Erfolgstagebuch führen
- Andere und sich selbst beschenken
- Einen guten Umgang mit Rückschlägen finden
- Erfolge feiern, stolz auf sich selbst sein

... FÜR DEIN GEHIRN

- Im Wechsel konzentrieren und entspannen
- Den Geist fordern
- Sich fortbilden
- Ständig aus der Komfortzone ausbrechen
- Ständig die Komfortzone genießen, sie heißt ja nicht umsonst *Komfort*zone
- Bis ins hohe Alter kontinuierlich etwas Neues lernen
- Wie ein Kind spielen, lachen und Spaß haben
- Neue Sachen ausprobieren, ein Hobby suchen
- Musikinstrumente und Fremdsprachen lernen

QUELLEN

Alle online verfügbaren Quellen wurden zuletzt geprüft am 21.03.2023.

Lass dich nicht stressen

[1] Techniker Krankenkasse, Entspann dich, Deutschland!, TK-Stressstudie 2021, Hamburg.
[2] Meyer M., Wing L. & Schenkel A., Krankheitsbedingte Fehlzeiten in der deutschen Wirtschaft im Jahr 2021, in: Badura B., Ducki A., Schröder H. & Meyer M. (Hrsg.), Fehlzeiten-Report 2022. Verantwortung und Gesundheit, Springer, Berlin 2022, S. 287–368.
[3] Lloyd C., Smith J. & Weinger K., Stress and Diabetes: A Review of the Links, Diabetes Spectrum Vol. 18, 2 (2005), https://doi.org/10.2337/diaspect.18.2.121.
[4] Huth C., Thorand B., Baumert J., Kruse J., Emeny R. T., Schneider A. et al., Job strain as a risk factor for the onset of type 2 diabetes mellitus: findings from the MONICA/KORA Augsburg cohort study, Psychosomatic Medicine Vol. 76, 7 (2014): 562–568, https://doi.org/10.1109//PSY.0000000000000084.
[5] Rimmele U., Seiler R., Marti B., Wirtz P. H., Ehlert U. & Heinrichs M., The level of physical activity affects adrenal and cardiovascular reactivity to psychosocial stress, Psychoneuroendocrinology Vol. 34, 2 (2009): 190–198, https://doi.org/10.1016/j.psyneuen.2008.08.023.
[6] Schulz K.-H., Meyer A. & Langguth N., Körperliche Aktivität und psychische Gesundheit, Bundesgesundheitsblatt, Gesundheitsforschung, Gesundheitsschutz (Exercise and psychological well-being) Vol. 55, 1 (2012): 55–65, https://doi.org/10.1007/s00103-011-1387-x.
[7] Martin L., Oepen R., Bauer K., Nottensteiner A., Mergheim K., Gruber H., Koch S. C., Creative Arts Interventions for Stress Management and Prevention-A Systematic Review, Behavioral Sciences Vol. 8, 2 (2018): 28, https://doi.org/10.3390/bs8020028.

[8] Keller A., Litzelman K., Wisk L. E., Maddox T., Cheng E. R., Creswell P. D. et al., Does the perception that stress affects health matter? The association with health and mortality, Health Psychology: Official Journal of the Division of Health Psychology, American Psychological Association Vol. 31, 5 (2012): 677–684, https://doi.org/10.1037/a0026743.

[9] Zaudig M., Trautmann-Sponsel R., Joraschky P., Rupprecht P. & Möller H. (Hrsg.), Therapielexikon Psychiatrie, Psychosomatik, Psychotherapie, Springer, Berlin 2006, https://doi.org/10.1007/3-540-30986-1.

Schlaf dich gesund

[1] Deutsches Ärzteblatt, Schlafmangel im mittleren Alter kündigt späteres Demenzrisiko an (2021), verfügbar unter: https://www.aerzteblatt.de/nachrichten/123174/Schlafmangel-im-mittleren-Alter-kuendigt-spaeteres-Demenzrisiko-an.

[2] Sabia S., Fayosse A., Dumurgier J., van Hees V. T., Paquet C., Sommerlad A. et al., Association of sleep duration in middle and old age with incidence of dementia, Nature Communications Vol. 12, 1 (2021): 2289, https://doi.org/10.1038/s41467-021-22354-2.

[3] Fang C.-S., Wang H.-H., Wang R.-H., Chou F.-H., Chang S.-L. & Fang C.-J., Effect of earplugs and eye masks on the sleep quality of intensive care unit patients: A systematic review and meta-analysis, Journal of Advanced Nursing Vol. 77, 11 (2021): 4321–4331, https://doi.org/10.1111/jan.14914.

[4] Ekholm B., Spulber S. & Adle M., A randomized controlled study of weighted chain blankets for insomnia in psychiatric disorders, Journal of Clinical Sleep Medicine, Official Publication of the American Academy of Sleep Medicine, Vol. 16, 9 (2020): 1567–1577, https://doi.org/10.5664/jcsm.8636.

[5] Haghayegh S., Khoshnevis S., Smolensky M. H., Diller K. R. & Castriotta R. J., Before-bedtime passive body heating by warm shower or bath to improve sleep: A systematic review and meta-analysis, Sleep Medicine Reviews Vol. 46 (2019): 124–135, https://doi.org/10.1016/j.smrv.2019.04.008.

[6] Panurywanti E., Wibowori̇ni B. & Indarto D., The effect of banana dose and duration on the decrease of sleep disorders in the elderly, Journal of Medical and Allied Sciences Vol. 11, 1 (2021): 71, https://doi.org/10.5455/jmas.134020.

[7] Park S.-Y., Oh M.-K., Lee B.-S., Kim H.-G., Lee W.-J., Lee J.-H. et al., The Effects of Alcohol on Quality of Sleep. Korean Journal of Family Medicine Vol. 36, 6 (2015): 294–299, https://doi.org/10.4082/kjfm.2015.36.6.294.

[8] Drake C., Roehrs T., Shambroom J. & Roth T., Caffeine effects on sleep taken 0, 3, or 6 hours before going to bed, Journal of Clinical Sleep Medicine: Official Publication of the American Academy of Sleep Medicine, Vol. 9, 11 (2013): 1195–1200, https://doi.org/10.5664/jcsm.3170.

[9] Kline C. E., The bidirectional relationship between exercise and sleep: Implications for exercise adherence and sleep improvement, American Journal of Lifestyle Medicine Vol. 8, 6 (2014): 375–379, https://doi.org/10.1177/1559827614544437.

[10] Medic G., Wille M. & Hemels M. E., Short- and long-term health consequences of sleep disruption, Nature and Science of Sleep Vol. 9 (2017): 151–161, https://doi.org/10.2147/NSS.S134864.

[11] Minor K., Bjerre-Nielsen A. et al., Rising temperatures erode human sleep globally, One Earth Vol. 5, 5 (2022): 534–549, https://doi.org/10.1016/j.oneear.2022.04.008.

[12] Okamoto-Mizuno K. & Mizuno K., Effects of thermal environment on sleep and circadian rhythm, Journal of Physiological Anthropology Vol. 31, 1 (2012): 14, https://doi.org/10.1186/1880-6805-31-14.

[13] Minor K., Bjerre-Nielsen A. et al., Rising temperatures erode human sleep globally, One Earth Vol. 5, 5 (2022): 534–549, https://doi.org/10.1016/j.oneear.2022.04.008.

[14] Merrill R. M., Insufficient Sleep Correlates with the Natural Environment, Health Behaviors, and Selected Causes of Death, Journal of Medical & Clinical Research Vol. 5, 10 (2020).

[15] Emmons R. A. & Mishra A., Why Gratitude Enhances Well-Being: What We Know, What We Need to Know, in: Sheldon K. M., Kashdan T. B. & Steger M. F. (Hrsg.), Designing positive psychology. Taking stock and moving forward, Series in positive psychology, Oxford University Press, Oxford 2011, 248–246.

[16] Wood A. M., Joseph S., Lloyd J. & Atkins S., Gratitude influences sleep through the mechanism of pre-sleep cognitions, Journal of Psychosomatic Research Vol. 66, 1 (2009): 43–48, https://doi.org/10.1016/j.jpsychores.2008.09.002.

[17] Scullin M. K., Krueger M. L., Ballard H. K., Pruett N. & Bliwise D. L., The effects of bedtime writing on difficulty falling asleep: A polysomnographic study comparing to-do lists and completed activity lists, Journal of experimental psychology Vol. 147, 1 (2018): 139–146, https://doi.org/10.1037/xge0000374.

[18] Lastella M., O'Mullan C., Paterson J. L., Reynolds A. C., Sex and Sleep: Perceptions of Sex as a Sleep Promoting Behavior in the General Adult Population, Frontiers in Public Health Vol. 7, 33 (2019), https://doi.org/10.3389/fpubh.2019.00033.

[19] Leeners B., Kruger T., Brody S., Schmidlin S., Naegeli E. & Egli M., The Quality of Sexual Experience in Women Correlates with Post-Orgasmic Prolactin Surges: Results from an Experimental Prototype Study, Journal of Sexual Medicine Vol. 10, 5 (2013): https://doi.org/10.1111/jsm.12097.

[20] Exton M. S., Krüger T. H., Koch M., Paulson E., Knapp W., Hartmann U. & Schedlowski M., Coitus-induced orgasm stimulates prolactin secretion in healthy subjects, Psychoneuroendocrinology Vol. 26, 3 (2001): 287–294, https://doi.org/10.1016/s0306-4530(00)00053-6.

[21] Frederick D. A., John H. K. S., Garcia J. R. et al., Differences in Orgasm Frequency Among Gay, Lesbian, Bisexual, and Heterosexual Men and Women in a U.S. National Sample, Archives of Sexual Behavior Vol. 47 (2018): 273–288, https://doi.org/10.1007/s10508-017-0939-z.

[22] Tasali E., Wroblewski K., Kahn E., Kilkus J., Schoeller D. A., Effect of Sleep Extension on Objectively Assessed Energy Intake Among Adults With Overweight in Real-life Settings: A Randomized Clinical Trial, JAMA International Medicine Vol. 182, 4 (2022): 365–374, https://doi.org/10.1001/jamainternmed.2021.8098.

Iss dich glücklich

[1] Renner B. et al., Why we eat what we eat. The eating motivation survey (TEMS), Appetite Vol. 59, 1 (2012): 117–128, https://doi.org/10.1016/j.appet.2012.04.004.
[2] Ducrot P., Méjean C., Aroumougame V., Ibanez G., Allès B., Kesse-Guyot E., Hercberg S. & Péneau S., Meal planning is associated with food variety, diet quality and body weight status in a large sample of French adults, International Journal of Behavioral Nutrition and Physical Activity Vol. 14, 12 (2017), https://doi.org/10.1186/s12966-017-0461-7.
[3] Massolt, Elske T. et al., Appetite suppression through smelling of dark chocolate correlates with changes in ghrelin in young women, Regulatory peptides Vol. 161, 1–3 (2010): 81–86, https://doi.org/10.1016/j.regpep.2010.01.005.
[4] Heseker H. & Heseker B., Die Nährwerttabelle, Ernährungsumschau, 6., aktualisierte Auflage, Umschau Zeitschriftenverlag, Wiesbaden 2019.

Komm in Bewegung

[1] Ahmadi M. N., Clare P. J., Katzmarzyk P. T., del Pozo Cruz B., Lee I M. & Stamatakis E., Vigorous physical activity, incident heart disease, and cancer: how little is enough?, European Heart Journal Vol. 43, 46 (2022): 4801–4814, https://doi.org/10.1093/eurheartj/ehac572.
[2] Marques Elias R. G., Ieker A., Dos Reis L. L., Stabelini Neto A., Sasaki J. E., Lopes W. A., Costa C. E. & Rinaldi W., Physical Activity, Sport Practice and Cardiovascular Risk Factors in Workers From a Public Hospital: A Trajectory Analysis, Frontiers in Cardiovascular Medicine Vol. 17, 8 (2021), https://doi.org/10.3389/fcvm.2021.740442.
[3] Werner C. M., Hecksteden A., Morsch A., Zundler J., Wegmann M., Kratzsch J. et al., Differential effects of endurance, interval, and resistance training on telomerase activity and telomere length in a randomized, controlled study, European Heart Journal Vol. 40, 1 (2019): 34-46. https://doi.org/10.1093/eurheartj/ehy585.
[4] Chekroud S. R., Gueorguieva R., Zheutlin A. B., Paulus M., Krumholz H. M., Krystal J. H. & Chekroud A. M., Association between physical exercise and mental health in 1·2 million individuals in the USA between 2011 and 2015: a cross-sectional study. The lancet. Psychiatry, 5, 9 (2018): 739–746, https://doi.org/10.1016/S2215-0366(18)30227-X.
[5] Hoffmann B. M., Babyak M. A., Graighead W. E., Exercise and pharmacotherapy in patients with major depression: one-year follow-up of the SMILE Study, Psychosomatic Medicine Vol. 73 (2011): 127–133, https://doi.org/10.1097/.PSY.0b013e31820433a5; und Blumenthal J. A., Babyak M. A., Doraiswarmy P. M. et al., Exercise and pharmacotherapy in the treatment of major depressive disorder, Psychosomatic Medicine Vol. 69 (2007): 587–596, https://doi.orgt/10.1097/PSY.0b013e318148c19a.
[6] Pearce M., Garcia L., Abbas A. et al. Association Between Physical Activity and Risk of Depression: A Systematic Review and Meta-analysis, JAMA Psychiatry Vol. 79, 6 (2022): 550–559, https://doi.org/doi:10.1001/jamapsychiatry.2022.0609.

Love your Body

[1] Singh D. & Luis S., Ethnic and gender consensus for the effect of waist-to-hip ratio on judgment of women's attractiveness, Human Nature Vol. 6, 1 (1995): 51–65, https://doi.org/10.1007/BF02734135.

[2] Rantala M., Moore F., Skrinda I. et al., Evidence for the stress-linked immunocompetence handicap hypothesis in humans, Nature Communications Vol. 3 (2012): 694, https://doi.org/10.1038/ncomms1696.

[3] Brown W. M., Price M. E., Kang J., Pound N., Zhao Y. & Yu H., Fluctuating asymmetry and preferences for sex-typical bodily characteristics, Proceedings of the National Academy of Sciences of the United States of America Vol. 105, 35 (2008): 12938–12943, https://doi.org/10.1073/pnas.0710420105.

[4] National Association to Advance Fat Acceptance (NAAFA), NAAFA's Origin Story & Fat Activism History (2023), verfügbar unter: https://naafa.org/history.

[5] Benecke A. & Vogel H., Übergewicht und Adipositas, Gesundheitsberichterstattung des Bundes Band 16, Robert-Koch-Institut, Berlin 2003.

[6] Robert-Koch-Institut, Gesundheit in Deutschland aktuell (2021), GEDA 2019/2020, https://doi.org/10.25646/9362.

[7] Francis H. M., Stevenson R. J., Chambers J. R., Gupta D., Newey B. & Lim C. K., A brief diet intervention can reduce symptoms of depression in young adults – A randomised controlled trial, PLoS ONE Vol. 14, 10 (2019): e0222768, https://doi.org/10.1371/journal.pone.0222768.

Trainier deine Abwehrkräfte

[1] Ernst E., Pecho E., Wirz P. & Saradeth T., Regular Sauna Bathing and the Incidence of Common Colds, Annals of Medicine Vol. 22, 4 (1990): 225–227, https://doi.org/10.3109/07853899009148930.

[2] Pilch W. et al., Effect of a Single Finnish Sauna Session on White Blood Cell Profile and Cortisol Levels in Athletes and Non-Athletes, Journal of Human Kinetics Vol. 39 (2013): 127-135, https://doi.org/10.2478/hukin-2013-0075.

[3] Buijze G. A., Sierevelt I. N., van der Heijden B. C. J. M., Dijkgraaf M. G. & Frings-Dresen M. H. W., The Effect of Cold Showering on Health and Work: A Randomized Controlled Trial, PLoS One Vol. 11, 9 (2016): e0161749, https://doi.org/10.1371/journal.pone.0161749.

[4] Janský L., Pospísilová D., Honzová S., Ulicný B., Srámek P., Zeman V. & Kamínková J., Immune system of cold-exposed and cold-adapted humans, European Journal of Applied Physiology Vol. 72, 5-6 (1996): 445–450, https://doi.org/10.1007/BF00242274.

[5] Mooventhan A. & Nivethitha L., Scientific evidence-based effects of hydrotherapy on various systems of the body, North American journal of medical sciences Vol. 6, 5 (2014): 199–209, https://doi.org/10.4103/1947-2714.132935.

[6] Nieman D. C. et al., Immune Response to a 30-Minute Walk, Medicine & Science in Sports & Exercise Vol. 37, 1 (2005): 57–62, https://doi.org/10.1249/01.MSS.0000149808.38194.21.

[7] Puta C., Gabriel B. & Gabriel H., Sport und Immunsystem, in: Wonisch M., Hofmann P., Förster H., Hörtnagl H., Ledl-Kurkowski E. & Pokan R. (Hrsg.), Kompendium der Sportmedizin, Springer, Wien 2017: 389–415, https://doi.org/10.1007/978-3-211-99716-1_25.

[8] Segerstrom S. C., Taylor S. E., Kemeny M. E. & Fahey J. L., Optimism is associated with mood, coping, and immune change in response to stress. Journal of Personality and Social Psychology Vol. 74, 6 (1998): 1646–1655, https://doi.org/10.1037/0022-3514.74.6.1646.

[9] Pressman S. D., Cohen S., Miller G. E., Barkin A., Rabin B. S. & Treanor J. J., Loneliness, Social Network Size, and Immune Response to Influenza Vaccination in College Freshmen, Health Psychology Vol. 24, 3 (2005): 297–306, https://doi.org/10.1037/0278-6133.24.3.297.

[10] Jiang L., Cheskin L. J., Frankenfeld C. L., Rana Z. H. & de Jonge L., Loneliness is associated with unhealthful dietary behaviors and physical inactivity among US college students, Journal of American College Health (2022), https://doi.org/10.1080/07448481.2022.2141060.

[11] Watt R. G., Heilmann A., Sabbah W., Newton T., Chandola T., Aida J., Sheiham A., Marmot M., Kawachi I., Tsakos G., Social relationships and health related behaviors among older US adults, BMC Public Health Vol. 30, 14 (2014): 533, https://doi.org/10.1186/1471-2458-14-533.

[12] Kamp Dush C. M., Arocho R., Mernitz S., Bartholomew K., The intergenerational transmission of partnering, PLoS One Vol. 13, 11 (2018): e0205732, https://doi.org/10.1371/journal.pone.0205732.

[13] Cohen S., Janicki-Deverts D., Turner R. B., Doyle W. J., Does hugging provide stress-buffering social support? A study of susceptibility to upper respiratory infection and illness, Psychological Science Vol. 26, 2 (2015): 135–147, https://doi.org/10.1177/0956797614559284.

[14] Handlin L., Hydbring Sandberg E., Nilsson A., Ejdeback M., Jansson A. & Uvnäs-Moberg K., Short-Term Interaction between Dogs and Their Owners: Effects on Oxytocin, Cortisol, Insulin and Heart Rate – An Exploratory Study, Anthrozoös Vol. 24, 3 (2011): 301–315, https://doi.org/10.2752/175303711X13045914865385; und Odendaal J. S. & Meintjes R. A., Neurophysiological correlates of affiliative behaviour between humans and dogs, Veterinary Journal Vol. 165, 3 (2003): 296–301, https://doi.org/10.1016/s1090-0233(02)00237-x.

[15] Haake P., Krueger T. H., Goebel M. U., Heberling K. M., Hartmann U. & Schedlowski M., Effects of sexual arousal on lymphocyte subset circulation and cytokine production in man, Neuroimmunomodulation Vol. 11, 5 (2004): 293–298, https://doi.org/10.1159/000079409.

[16] Hu B., Das P., Lv X., Shi M., Aa J., Wang K. et al., Effects of ›Healthy‹ Fecal Microbiota Transplantation against the Deterioration of Depression in Fawn-Hooded Rats, Msystems Vol 7, 3 (2022): e0021822, https://doi.org/10.1128/msystems.00218-22.

[17] Boehme M., Guzzetta K. E., Bastiaanssen T. F. S. et al. Microbiota from young mice counteracts selective age-associated behavioral deficits, Nature Aging Vol. 1 (2021): 666–676, https://doi.org/10.1038/s43587-021-00093-9.

[18] Hagel S., Fischer A., Ehlermann P., Frank T., Tueffers K., Sturm A., Link A., Demir M., Siebenhaar A., Storr M., Glueck T., Siegel E., Solbach P., Goeser F., Koelbel C. B., Lohse A., Luebbert C., Kandzi U., Maier M., Schuerle S. et al., German Clinical Microbiome Study Group (GCMSG), Fecal Microbiota Transplant in Patients With Recurrent Clostridium Difficile Infection, Deutsches Ärzteblatt international Vol. 113, 35–36 (2016): 583–589, https://doi.org/10.3238/arztebl.2016.0583.

[19] Zhang Z., Mocanu V., Cai C., Dang J., Slater L., Deehan E. C., Walter J. & Madsen K. L., Impact of Fecal Microbiota Transplantation on Obesity and Metabolic Syndrome. A Systematic Review, Nutrients Vol. 11, 10 (2019): 2291, https://doi.org/10.3390/nu11102291.

[20] John G. K., Wang L., Nanavati J., Twose C., Singh R. & Mullin G., Dietary Alteration of the Gut Microbiome and Its Impact on Weight and Fat Mass: A Systematic Review and Meta-Analysis, Genes Vol. 9, 3 (2018): https://doi.org/10.3390/genes9030167.

[21] Hemilä H. & Chalker E., Vitamin C for preventing and treating the common cold, Cochrane Database of Systematic Reviews Vol. 1 (2013): CD000980, https://doi.org/10.1002/14651858.CD000980.pub4.

[22] Ebd.

[23] Kaptchuk T. J., Friedlander E., Kelley J. M., Sanchez M. N., Kokkotou E., Singer J. P., Kowalczykowski M., Miller F. G., Kirsch I. & Lembo A. J., Placebos without deception: a randomized controlled trial in irritable bowel syndrome, PLoS One Vol. 22, 5 (2010): e15591, https://doi.org/10.1371/journal.pone.0015591.

[24] Wang M. X., Win S. S. & Pang J., Zinc Supplementation Reduces Common Cold Duration among Healthy Adults: A Systematic Review of Randomized Controlled Trials with Micronutrients Supplementation, The American journal of tropical medicine and hygiene Vol. 103, 1 (2020): 86–99, https://doi.org/10.4269/ajtmh.19-0718.

[25] Krems C., Walter C., Heuer T. & Hoffmann I., Nationale Verzehrsstudie II. Lebensmittelverzehr und Nährstoffzufuhr auf Basis von 24h-Recalls, Max Rubner-Institut, Karlsruhe 2013.

[26] Dimitrov S., Lange T., Gouttefangeas C., Jensen A. T. R., Szczepanski M., Lehnnolz J., Soekadar S., Rammensee H.-G., Born J. & Besedovsky L., Gαs-coupled receptor signaling and sleep regulate integrin activation of human antigen-specific T cells, The Journal of experimental medicine Vol. 216, 3 (2019): 517–526, https://doi.org/10.1084/jem.20181169.

[27] Cohen S., Doyle W. J., Alper C. M., Janicki-Deverts D. & Turner R. B., Sleep habits and susceptibility to the common cold, The Archives of Internal Medicine, Vol. 169, 1 (2009): 62–67, https://doi.org/10.1001/archinternmed.2008.505.

Lern dich fit

[1] Schlaffke L., Lissek S., Lenz M., Brüne M., Juckel G., Hinrichs T., Platen P., Tegenthoff M. & Schmidt-Wilcke T., Sports and brain morphology – a voxel-based morphometry study with endurance athletes and martial artists, Neuroscience Vol. 14, 259 (2014): 35–42, https://doi.org/10.1016/j.neuroscience.2013.11.046.

[2] Alves N. D., Patrício P., Correia J. S., Mateus-Pinheiro A., Machado-Santos A. R., Loureiro-Campos E., Morais M., Bessa J. M., Sousa N., & Pinto L., Chronic stress targets adult neurogenesis preferentially in the suprapyramidal blade of the rat dorsal dentate gyrus, Brain structure & function Vol. 223, 1 (2018): 415–428, https://doi.org/10.1007/s00429-017-1490-3.

[3] U. a. Ferman S. & Karni A., No Childhood Advantage in the Acquisition of Skill in Using an Artificial Language Rule, PLoS ONE Vol. 5, 10 (2010): e13648, https://doi.org/10.1371/journal.pone.0013648.

[4] Frank S. M., Watanabe T. et al., Efficient learning in children with rapid GABA boosting during and after training, Current Biology, Vol. 32, 23 (2022): 5022–5030. E7, https://doi.org/10.1016/j.cub.2022.10.021.

Hol dir deine Energie

[1] Burns A. C., Saxena R., Vetter C., Phillips A. J. K., Lane J. M. & Cain S. W., Time spent in outdoor light is associated with mood, sleep, and circadian rhythm-related outcomes: A cross-sectional and longitudinal study in over 400,000 UK Biobank participants, Journal of Affective Disorders Vol. 1, 295 (2021): 347–352, https://doi.org/10.1016/j.jad.2021.08.056.

[2] Rabenberg M. & Mensink G., Vitamin-D-Status in Deutschland, Journal of Health Monitoring Vol. 1, 2 (2016), https://doi.org/10.17886/RKI-GBE-2016-036.

[3] Stork M. J., Kwan M. Y. W., Gibala M. J. & Martin Ginis K. A., Music enhances performance and perceived enjoyment of sprint interval exercise, Medicine and Science in Sports and Exercise Vol. 47, 5 (2015): 1052–1060, https://doi.org/10.1249/MSS.0000000000000494.

[4] Petitta L. & Jiang L., How emotional contagion relates to burnout: A moderated mediation model of job insecurity and group member prototypicality, International Journal of Stress Management Vol 27, 1 (2020): 12–22, https://doi.org/10.1037/str0000134.

[5] Nummenmaa L., Hirvonen J., Parkkola R. & Hietanen J. K., Is emotional contagion special? An fMRI study on neural systems for affective and cognitive empathy. NeuroImage Vol. 43, 3 (2008): 571–580, https://doi.org/10.1016/j.neuroimage.2008.08.014.

[6] Mujcic R. & Oswald A. J., Evolution of Well-Being and Happiness After Increases in Consumption of Fruit and Vegetables, American journal of public health Vol. 106, 8 (2016): 1504–1510, https://doi.org/10.2105/AJPH.2016.303260.

[7] Pross N., Demazières A., Girard N., Barnouin R., Metzger D., Klein A., Perrier E. & Guelinckx I., Effects of changes in water intake on mood of high and low drinkers, PLoS One Vol. 9, 4 (2014), https://doi.org/10.1371/journal.pone.0094754.
[8] Birat A., Bourdier P., Piponnier E., Blazevich A., Maciejewski H., Duché P. & Ratel S., Metabolic and Fatigue Profiles Are Comparable Between Prepubertal Children and Well-Trained Adult Endurance Athletes, Frontiers in Physiology Vol. 9 (2018), https://doi.org/10.3389/fphys.2018.00387.
[9] Ulrich M., Keller J., Hoenig K. et al., Neural correlates of experimentally induced flow experiences, Neuroimage Vol. 86 (2014): 194–202, https://doi.org/10.1016/j.neuroimage.2013.08.019.
[10] Shin W. S., Shin C. S., Yeoun P. S. & Kim J. J., The influence of interaction with forest on cognitive function, Scandinavian Journal of Forest Research Vol. 26, 6 (2011): 595–598, https://doi.org/10.1080/02827581.2011.585996.

Glücklich denken, glücklich leben

[1] Seligman M., Flourish – Wie Menschen aufblühen: Die Positive Psychologie des gelingenden Lebens, Kösel, München 2012.
[2] Waldinger R. & Schulz M., The Good Life. Lessons from the World's Longest Study on Happiness, Rider 2023.
[3] Seligman M., Der Glücks-Faktor: Warum Optimisten länger leben, Lübbe 2005.
[4] Jebb A. T., Tay L., Diener E. et al., Happiness, income satiation and turning points around the world, Nature Human Behaviour Vol. 2 (2018): 33–38, https://doi.org/10.1038/s41562-017-0277-0.
[5] Köcher R. & Raffelhüschen B., Glücksatlas Deutschland 2011 – Erste Glücksstudie von Deutsche Post, Knaus, München 2011.
[6] Emmons R. A. & McCullough M. E., Counting blessings versus burdens: an experimental investigation of gratitude and subjective well-being in daily life, Journal of Personality and Social Psychology Vol. 84, 2 (2003): 377–389, https://doi.org/10.1037//0022-3514.84.2.377.
[7] Dunn E. W., Aknin L. B. & Norton M. I., Spending money on others promotes happiness. Science Vol. 21, 319 (2008): 1687–1688, https://doi.org/10.1126/science.1150952.

Der Nummer-1-Spiegelbestseller jetzt im Taschenbuch

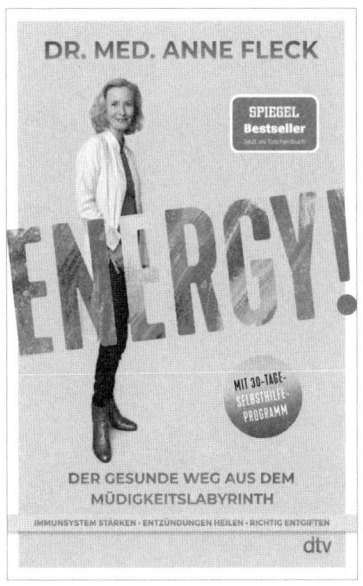

ALLE LIEFERBAREN TITEL, INFORMATIONEN UND SPECIALS FINDEN SIE ONLINE

Auch als eBook

www.dtv.de **dtv**

Einfache 5-Minuten-Gesundheits-Tipps für jeden Tag

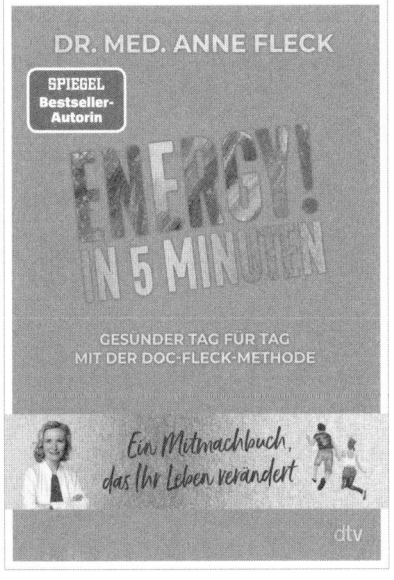

ALLE LIEFERBAREN TITEL, INFORMATIONEN UND SPECIALS FINDEN SIE ONLINE

Auch als eBook   www.dtv.de **dtv**

DANK

Auch wenn vorne ›Doc Felix‹ draufsteht, ist der Erfolg der Social-Media-Kanäle mit diesem Namen auf eine großartige Teamarbeit von Freunden und Mitarbeitern zurückzuführen.
Deswegen möchte ich mich bei meinem ganzen Team und meinen Freunden herzlichst bedanken!

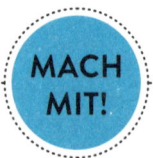

GESUND DURCH DEN ALLTAG MIT DOC FELIX

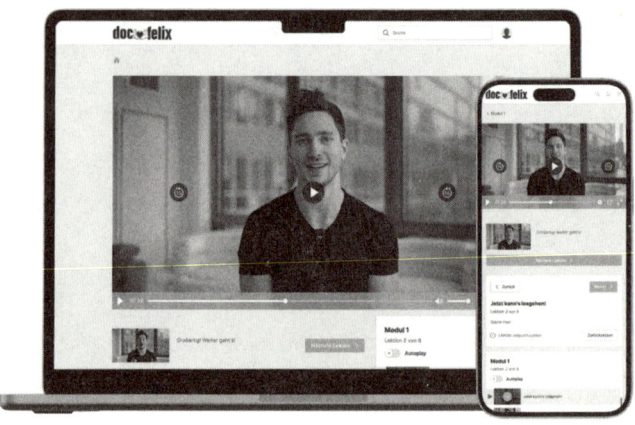

Du weißt ja jetzt:
Medizin und Gesundheit machen Spaß!
Aber brauchst du noch weitere Hilfe bei der Umsetzung?
Dann hol dir noch mehr Tipps und Anleitungen
für ein gesundes Leben.

Die Kurse zum Buch von und
mit Doc Felix findest du hier: